Clinical Practical Atlas of Small Bowel Capsule Endoscopy in Children

儿童小肠胶囊内镜临床实用图谱

主　编　王玉婷　钟雪梅

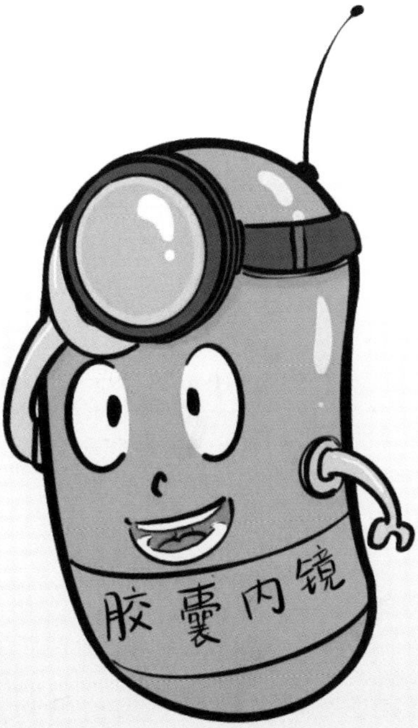

北京大学医学出版社

ERTONG XIAOCHANG JIAONANG NEIJING LINCHUANG SHIYONG TUPU

图书在版编目（CIP）数据

儿童小肠胶囊内镜临床实用图谱 / 王玉婷，钟雪梅主编 . 北京 ：北京大学医学出版社，2025. 7. -- ISBN 978-7-5659-3341-7

Ⅰ. R726.567-64

中国国家版本馆 CIP 数据核字第 2025702ZL3 号

儿童小肠胶囊内镜临床实用图谱

主　　编：王玉婷　钟雪梅

出版发行：北京大学医学出版社

地　　址：（100191）北京市海淀区学院路 38 号　北京大学医学部院内

电　　话：发行部 010-82802230；图书邮购 010-82802495

网　　址：http://www.pumpress.com.cn

E-mail：booksale@bjmu.edu.cn

印　　刷：北京信彩瑞禾印刷厂

经　　销：新华书店

责任编辑：董　梁　　**责任校对**：靳新强　　**责任印制**：李　啸

开　　本：787 mm×1092 mm　1/16　　**印张**：5　　**字数**：121 千字

版　　次：2025 年 7 月第 1 版　2025 年 7 月第 1 次印刷

书　　号：ISBN 978-7-5659-3341-7

定　　价：50.00 元

作者名单

主　编

王玉婷（重庆医科大学附属儿童医院消化科）

钟雪梅（首都医科大学附属首都儿童医学中心消化科）

副主编

李　俊（重庆医科大学附属儿童医院消化科）

龚　舒（重庆医科大学附属儿童医院消化科）

编　者

胡华建（重庆医科大学附属儿童医院消化科）

李蜀媛（重庆医科大学附属儿童医院消化科）

陈玉霞（重庆医科大学附属儿童医院消化科）

吴　悠（重庆医科大学附属儿童医院消化科）

刘传洋（重庆医科大学附属儿童医院消化科）

杨丽燕（重庆医科大学附属儿童医院消化科）

潘　云（重庆医科大学附属儿童医院消化科）

肖　露（重庆医科大学附属儿童医院消化科）

余仲苏（重庆医科大学附属儿童医院消化科）

刘　波（重庆医科大学附属儿童医院消化科）

杨　芸（重庆医科大学附属儿童医院消化科）

张小君（重庆医科大学附属儿童医院消化科）

朱　进（重庆医科大学病理学教研室）

李雯雯（重庆医科大学病理学教研室）

宫幼喆（首都医科大学附属首都儿童医学中心消化科）

张　娴（首都医科大学附属首都儿童医学中心消化科）

王洪丽（广州妇女儿童医疗中心消化科）

李传应（安徽省儿童医院消化科）

陈苗苗（安徽省儿童医院消化科）

文光旭（重庆医科大学附属第一医院胃肠外科）

胡登华（重庆医科大学附属第一医院胃肠外科）

前　言

小肠作为消化道的重要组成部分，在疾病诊断时存在困难。由于儿童具有特殊的生理和解剖特点，儿童小肠疾病的诊断更加具有挑战性。小肠胶囊内镜（capsule endoscopy，CE）的问世，为儿童小肠疾病的诊断打开了一扇全新的窗口——仅需吞服一粒胶囊，即可在无痛、无创、无需镇静的情况下完成全小肠的可视化检查，让“盲区”不再盲目。

为提高儿童小肠疾病诊疗水平，我们汇聚了来自全国多家医院从事消化事业的专家智慧和经验，通过对大量临床病例的总结和分析，精选出了一系列具有代表性的儿童小肠胶囊内镜图片，涵盖了从小肠正常黏膜到各种病变的典型图像。本书内容丰富，结构清晰，旨在帮助读者在实际工作中迅速识别和诊断儿童小肠疾病。

本书的成形，得益于每一位编者深夜挑灯、逐帧标注，也得益于无数患儿与家长的信任，谨以此书献给所有守护儿童消化健康的同行，也献给那些勇敢的小朋友们！

医学日新月异，图谱难以穷尽。书中疏漏之处，恳请读者不吝指正。新的病例、新的认知，亦期待在未来的再版中与您共享。让我们携手，让更多孩子的小肠被悉心看见，被精准守护！

王玉婷　钟雪梅

2025 年 7 月

目　录

第一章

小肠胶囊内镜概况

第一节　小肠胶囊内镜简介

小肠胶囊内镜（capsule endoscopy，CE）是主要用于为小肠提供诊断图像的无创技术。小肠特殊的解剖结构和位置造成小肠镜检查操作困难，小肠疾病的漏诊率较高，胶囊内镜的诞生为小肠疾病的诊疗带来了革命性的突破，大大提高了小肠疾病的诊断率。该技术还可以获得有限的食管、胃和结肠图像。相比小肠镜而言，小肠胶囊内镜最大的优势是无创，患者只需吞服微型胶囊，不需要插管和麻醉，也避免了出血、穿孔等严重并发症。

小肠胶囊内镜的原理是通过微型摄像机在消化道内进行连续拍照，实现完整的小肠成像，并通过无线的方式将图像信息传输到体外进行图像储存、分析和诊断。设备包括三部分：胶囊式内镜 / 胶囊（用于获取图像，并传输到记录仪）、带有数据记录仪的传感系统（可接收、存储图像）、计算机工作站（用于图像调阅、分析）。胶囊是一次性设备，会随粪便排出。图像的分辨率极佳，高于常规内镜。这种分辨率及放大倍数可检测的最小尺寸为 0.07 mm，能清楚地显示单条肠绒毛，且视野达到 156°，拍照频率高达 2 ～ 6 帧 / 秒。

目前市面上有多种小肠胶囊内镜，包括 PillCam SB3（Medtronic）、EndoCapsule（Olympus Corp）、MiRoCam capsule（IntroMedic）、OMOM（金山）、CapsoCam（CapsoVision）和 NaviCam（安翰）等（表 1-1）。

当然，CE 也有自身的缺点，主要缺点是不能活检和治疗。此外，少部分病例中胶囊无法在记录时间内到达盲肠，还有少部分病例中胶囊无法在电量耗光时完成全小肠检查。在接受过小肠手术、住院、胃通过时间长于 45 min 或肠道清洁程度中等或不佳的患者中，发生小肠检查不完全的可能性更高。胶囊在检查过程中不一定随小肠长轴运动，这意味着获取的图像无法显示完整的小肠黏膜，也是该技术的缺点。

表 1-1 临床常用小肠胶囊内镜性能一览表

参数	PillCam SB3	EndoCapsule（EC-S10）	MiroCam	OMOM（2）	CapsoCam SV2	NaviCam（2）
厂家	Medtronic	OlympusCorp	IntroMedic	金山	CapsoVision	安翰
长度（mm）	26.2	26.0	24.5	25.4	31.0	26.8
直径（mm）	11.4	11.0	10.8	11.0	11.0	11.6
重量（g）	3.00	3.30	3.25	4.50	4.0	5
电池寿命（h）	≥ 8	12	12	≥ 10	15	12
拍摄频率（帧/秒）	2 ～ 6	2	3	2 ～ 6	20	2 ～ 8
观察视野（°）	156	160	170	165	360	150
通信方式	无线射频	无线射频	电场传播	无线射频	存储在胶囊内部	无线射频

目前市面上有专门用于食管（如 Medtronic 的 PillCam UGI）和结肠（如 Medtronic 的 PillCam Colon）的胶囊内镜；此外还有探路胶囊（一种用于确定胃肠道畅通与否的可溶性口服胶囊，没有摄像能力）、磁控胶囊内镜（由磁场引导的可控视频胶囊）等。国外已有研究机构正在研发“胶囊式机器人”，以期能在体外遥控完成药物释放、图像采集、组织活检等多种功能。此外使用人工智能（artificial intelligence，AI）来提高胶囊内镜对胃肠道病变的检出率是当前发展和研究的热门领域，在这些算法得到充分验证并获得批准后，可大幅缩短阅读时间，还可能提高胶囊内镜图像判读的准确性。

第二节 小肠胶囊内镜检查的适应证和禁忌证

一、适应证

2 岁以上人群小肠疾病的检查。

（1）不明原因消化道出血。

（2）不明原因缺铁性贫血。

（3）疑似克罗恩病或监测并指导克罗恩病的治疗。

（4）疑似小肠肿瘤。

（5）监测小肠息肉综合征的发展。

（6）疑似或难以控制的吸收不良综合征（如乳糜泻）。

（7）检测非甾体抗炎药（NSAIDs）相关性小肠黏膜损害。

（8）临床上需要排除小肠疾病者，如小肠憩室、肠结核、寄生虫病等，以及胃肠动力障碍、小肠移植术后改变和不明原因腹痛和腹泻等。

二、禁忌证

1. 绝对禁忌证

无手术条件或拒绝接受任何腹部手术者（一旦胶囊滞留将无法通过手术取出）。

2. 相对禁忌证

（1）已知或怀疑胃肠道梗阻、狭窄及瘘管。

（2）心脏起搏器或其他电子仪器植入者。

（3）吞咽障碍者。

（4）妊娠女性。

第三节　儿童小肠胶囊内镜检查过程

儿童小肠胶囊内镜检查过程包括：①检查前患儿及设备的准备（检查前准备）；②执行胶囊内镜操作；③创建录像；④审查和解读录像。

其中检查前准备作为检查的基础直接影响胶囊内镜的评估结果，需引起足够重视。

1. 病情准备

术前应充分了解患儿病情，包括病史、体征、化验检查及腹部影像学资料，以及患儿既往的吞咽情况，以判断其有无适应证及禁忌证。若怀疑有肠道畸形、狭窄，可根据患儿情况完善相关检查，以了解肠腔形态，降低胶囊滞留风险。

对于胶囊滞留风险高的患儿，应与外科医生一起决定是否要实施 CE 检查，因为检查后可能需要外科医生来取出胶囊并治疗基础疾病。小肠钡剂造影检查或 CT 扫描结果正常不能排除胶囊滞留的风险，特别是存在 NSAIDs 相关肠道隔膜疾病的患儿，因为隔膜与正常的小肠皱襞等宽，基本上无法通过放射影像学发现。磁共振小肠成像（MRE）可能有助于识别出需要在胶囊内镜检查前接受其他评估（例如探路试验）的克罗恩病患者。探路胶囊用于在 CE 检查前确保小肠的通畅性，也可用于诊断可能导致 CE 滞留且不能使用标准放射学技术识别的疑似小肠狭窄。

2. 知情同意

胶囊内镜检查是无创检查，但仍存在一定的局限性及并发症，故检查前应充分的告知患儿及家属检查的目的和可能出现的风险，并做好解释工作，征求其同意并签署知情同意书。同意书中应包含检查费用、吞咽困难或胃内滞留时间长的补救措施、检查失败

（未能提供有意义的小肠图像）的可能、胶囊滞留及漏诊病灶等。

3. 吞咽训练

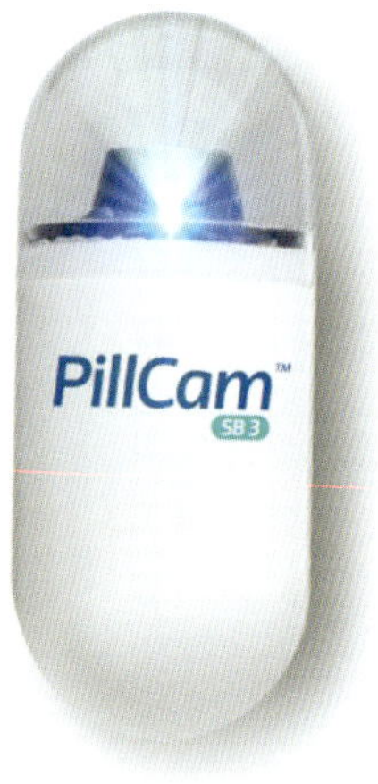

图 1-1 PillCam SB3

目前临床应用的小肠胶囊内镜大多为长径 24.5 ～ 31.0 mm，直径 10.8 ～ 11.6 mm，目前临床实践中使用较广泛的 PillCam SB3 适用的最小年龄为 2 岁，体重＞ 8 kg，胶囊大小为 26.2 mm× 11.4 mm，均较普通药剂胶囊大（图 1-1、图 1-2）。因此在进行检查前，需向患儿及家属说明或展示胶囊的大小，并询问平素吞咽情况。若患儿既往吞咽欠佳或不确定吞咽能力，可尝试吞咽同等大小食物以评估吞咽情况，以及尝试吞咽训练。比如：①侧方吞咽，让患儿将胶囊放在舌根部，分别向左、右侧转头，同时做吞咽动作，使同侧梨隐窝变窄，食物绕过喉前侧通过食管上括约肌进入食管；②交互吞咽，即轮换吞咽，空吞咽与吞咽食物交替进行，或不同形态的食物交替吞咽，如固体食物和液体食物交替吞咽，有助于找到吞咽的感觉；③点头样吞咽，颈部尽量前屈，形似点头，同时做空吞咽动作，有利于食物吞入。

对于吞咽胶囊确实困难的儿童，可使用圈套器将胶囊通过胃镜推送入十二指肠远端（图 1-3）。

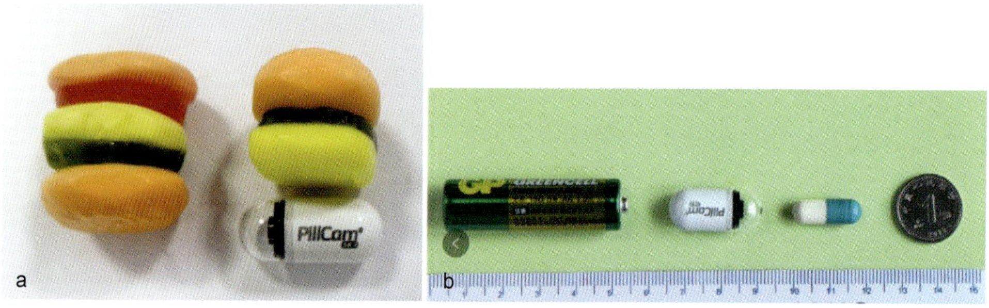

图 1-2 PillCam SB3 胶囊大小。**a.** 与汉堡糖对比；**b.** 与其他常见物品对比

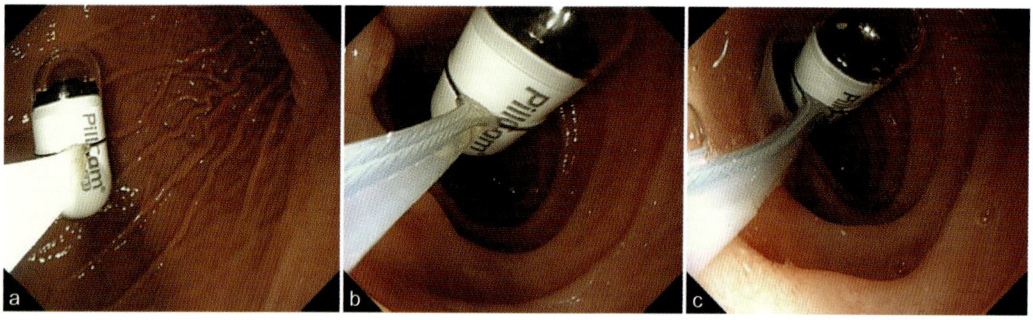

图 1-3 胃镜下胶囊内镜置入。**a.** 圈套器套住胶囊通过胃；**b.** 圈套器套住胶囊通过十二指肠降部；**c.** 在十二指肠降部远端释放胶囊

4. 仪器准备

PillCam™ 胶囊内镜诊断系统见图 1-4。

（1）PillCam 胶囊：获取胃肠道（GI）的图像，传输到 PillCam 记录仪。

（2）带有 PillCam 传感器（腰带式传感器或阵列传感器，图 1-5）的记录仪：可接收、存储在操作过程中收集的图像。

（3）PillCam Desktop Software（以前称为 RAPID）：处理记录仪中图像数据、转换为可方便查看的 PillCam 软件录像。

在进行小肠胶囊内镜检查前，需确定各仪器系统是否运行完好，如胶囊储存环境是否良好，胶囊储备是否充足，胶囊外观是否正常，胶囊运行指示灯是否正常闪烁，记录仪充放电是否良好，传感器有无接触不良，图像分析系统是否运行良好等。有条件最好留有备用胶囊内镜、记录仪及传感器。

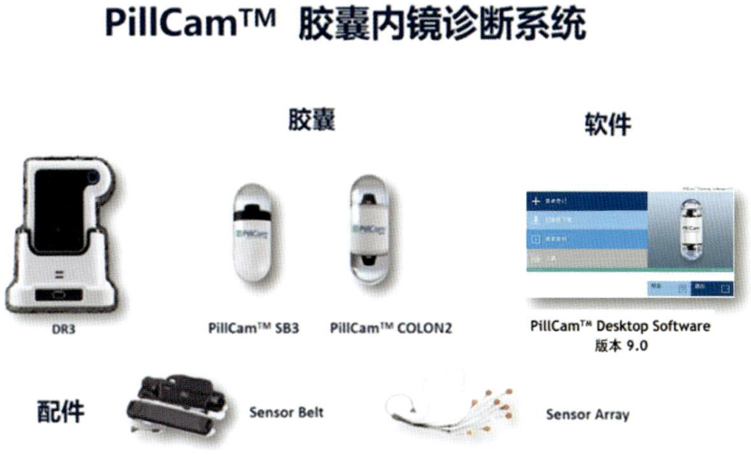

图 1-4　PillCam™ 胶囊内镜诊断系统

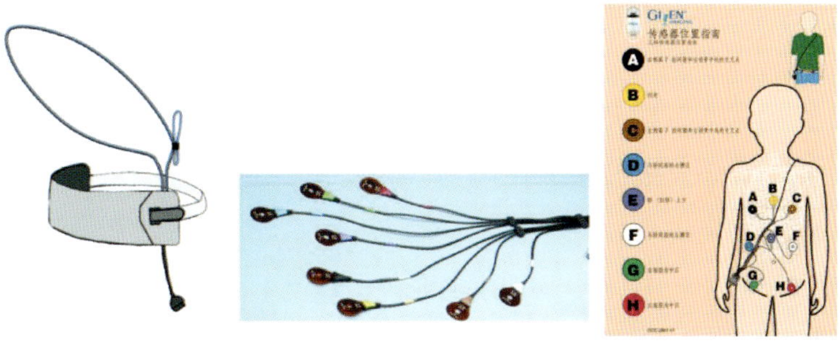

图 1-5　腰带式传感器或阵列传感器

5. 饮食准备

检查前 1 天建议清流质饮食或低残留 / 低纤维饮食。清流质饮食一般指透明液体饮食，如清水、澄清的果汁、清炖肉汤和无色运动饮料等易吸收、不易在肠道内留下残渣的食物。低残留 / 低纤维饮食一般包括奶制品、精米精面、烹饪过的蔬菜和结缔组织少的肉类等，但不包括豆类、全麦食物和生果蔬等高纤维或容易产生气体的食物。此外，为避免影响镜下结果，需禁止火龙果、奇异果等带有颜色及果籽的食物摄入。严重便秘的患儿可在检查前 2 ～ 3 天适当给予缓泻剂以排出宿便。

6. 肠道准备

由于小肠胶囊内镜检查在肠腔内无法像传统内镜一样注水或充气，因此肠道准备是否充分直接影响检查完成率、图像质量以及诊断效能。同时由于儿童认知、沟通、耐受能力均不同于成人，肠道准备的执行难度更大，尤其是肠道清洁剂的服用。在服用过程中可能出现恶心、呕吐、腹痛等消化道不良反应，导致服用量不足，肠道准备欠佳，从而影响检查结果，甚至因肠道准备不足取消检查。目前成人胶囊内镜检查肠道准备方法众多，儿童常用的肠道准备推荐方法是：检查前 4 h 按 25 ml/kg 服用聚乙二醇电解质散溶液，同时应用高剂量祛泡剂（如西甲硅油）。由于儿童肠道准备依从性较差等原因，也可根据患儿的耐受情况，在 12 h 内分次服用，但建议在检查前 4 h 服用 300 ～ 500 ml 聚乙二醇电解质散溶液或等量番泻叶冲泡液，检查前 4 h 应用高剂量祛泡剂。

第四节　儿童小肠胶囊内镜检查注意事项

1. 检查中注意事项

吞入胶囊前须与家属核对胶囊在有效期内；不能吞入胶囊后再匹配记录仪，否则胶囊不能观察食管情况；建议患儿自己拿着胶囊吞入，并嘱其不能咬破胶囊；若病情需要同时完善胃镜检查，胃镜及胃镜下胶囊置入可同时执行，可避免吞咽困难及胶囊滞留；嘱咐患儿（及家属）在检查中不能脱下患儿穿戴在身上的记录仪；检查中若发现机器异常，及时告知医护人员；检查中不要接近强电磁信号源，以免造成信号干扰；注意避免低血糖，出现饥饿感可饮用少许葡萄糖水或无色的功能性饮料。

2. 吞入胶囊后如何进食

实时查看，若胶囊已进入小肠，病情允许的情况下可进食流质及半流质食物（豆浆不建议），否则小肠内液体较少，肠道充盈不足，影响观察。

3. 胶囊在胃内停留时间过长的处理

病情允许的情况下，嘱患儿下床走动、做下蹲动作、爬楼梯、右侧卧位休息等（注意不要使传感器和记录仪的线路滑脱），每 10 ～ 20 min 后查看，必要时可予多潘立酮（吗丁啉）口服（胶囊在胃内停留＞ 2 h），若查看发现胶囊仍在胃内（胶囊在胃内停留＞ 4 h），征得家属同意后急诊胃镜下送胶囊至十二指肠远端。

4. 取机时机

①确定胶囊已进入结肠；②胶囊或记录仪电量耗尽；③胶囊已排出体外。

取机时将传感器连接头拔出记录仪的插槽时动作轻柔，切勿粗暴。取机后将记录仪放置回充电座，准备数据下载并充电。

5. 下载数据并确认

胶囊数据一旦下载，不能再识别原本匹配的胶囊。若有 1 段以上数据，可待检查结束后一起下载（注意须为不同文件名）。可多个原始数据文件进行录像创建，系统将连续创建录像，结束下载后须确认是否创建成功（查看案例）。硬盘空间不足，会影响数据下载，可在移动硬盘备份后删去电脑中原始录像，释放储存空间。

6. 检查结束后注意事项

检查结束后，注意排便情况并追踪胶囊排出情况；胶囊 2 周以上未排出属于胶囊滞留，应告知医师。

7. 其他

胶囊内镜检查时间需与 MRE/ 磁共振成像（MRI）检查时间避开。胶囊排出体外前，禁止做 MRI 检查。

第二章

儿童小肠胶囊内镜下正常的消化道结构

第一节　食管

食管上段的小血管是平行的，与食管长轴一致；食管中段的毛细血管为网状；食管下段的血管是平行的栅状血管。下面的图片分别显示了食管入口，食管上、中、下段和齿状线的形态（图 2-1）。

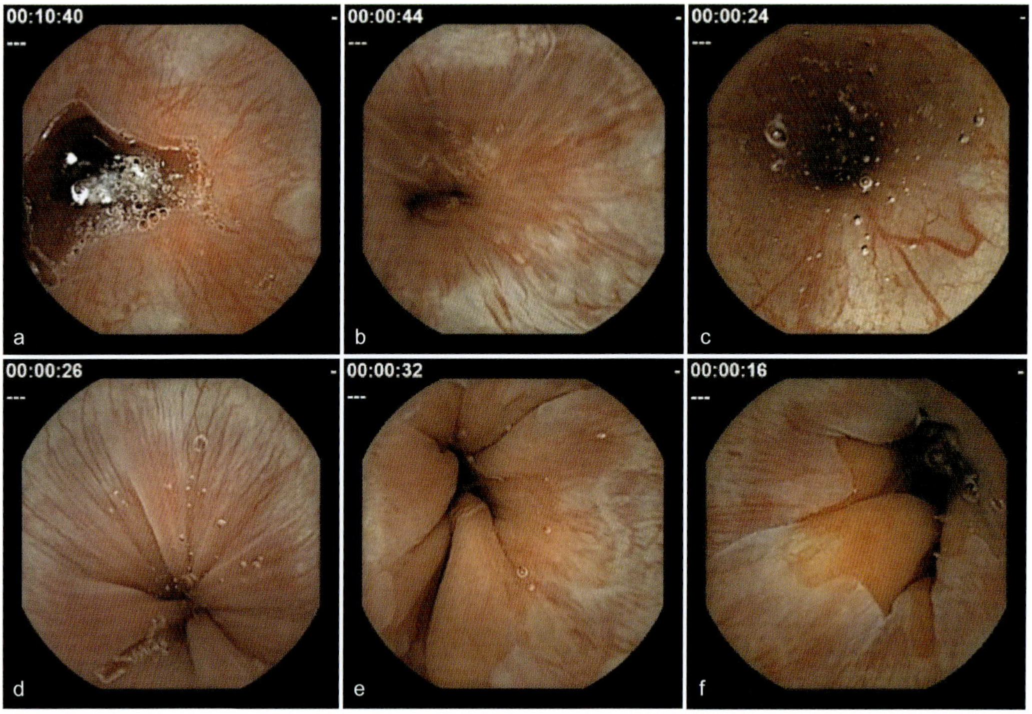

图 2-1　食管各部血管形态。**a.** 食管入口；**b.** 食管上段；**c.** 食管中段；**d.** 食管下段；**e**、**f.** 齿状线

第二节　胃

小肠胶囊内镜在胃内可看见胃的大部分结构，但因为胶囊主要靠胃肠道蠕动前行，前行速度及方向不具有可控性，不能按照需要的角度对病灶重点拍摄照片，从而达到全面观察胃黏膜的目的。如果需要对胃部进行精准的观察，要进行胃镜或者磁控胶囊胃镜。磁控胶囊胃镜系统中，医生通过软件实时精确操控体外磁场来控制胶囊机器人在胃内运动，改变胶囊姿态，按照需要的角度对病灶拍摄照片（图 2-2）。

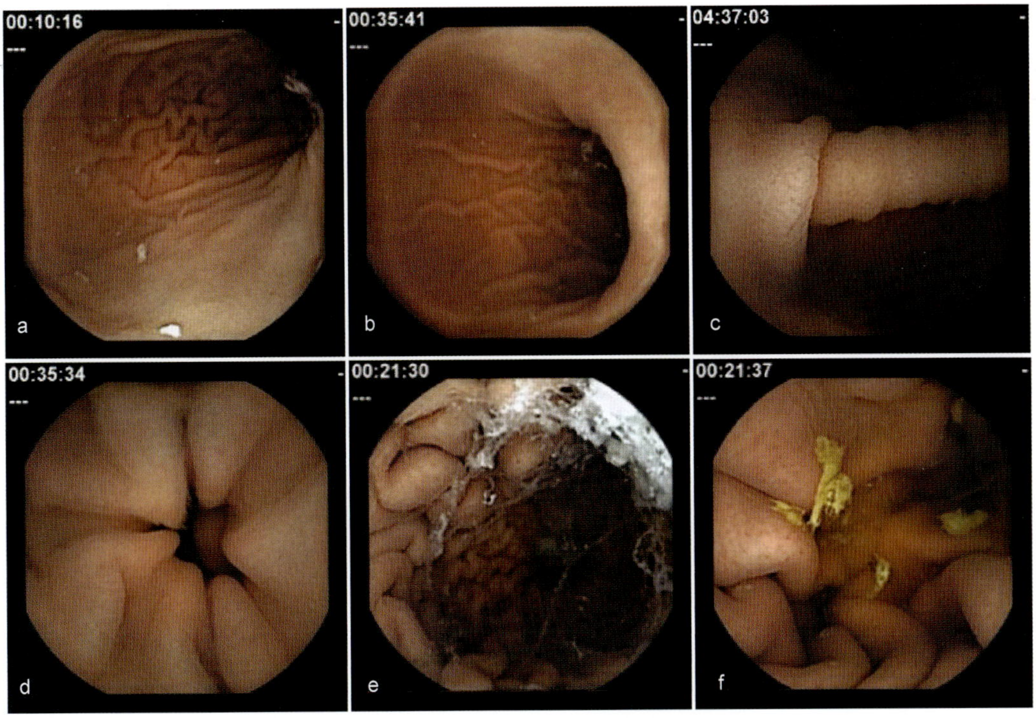

图 2-2　胃。**a.** 胃底；**b.** 胃体；**c.** 胃角；**d.** 胃窦；**e.** 胃内黏液；**f.** 胃内胆汁

幽门是重要的解剖标志。进入幽门后标志着小肠胶囊内镜真正的阅片区域的开始，分为正向观察（图 2-3）和反向观察（图 2-4）。正向观察：胶囊内镜靠近幽门后，镜头正对前方观察幽门。反向观察：胶囊内镜进入幽门后，镜头旋转后可反向观察幽门，此时可见幽门和十二指肠黏膜相连续。

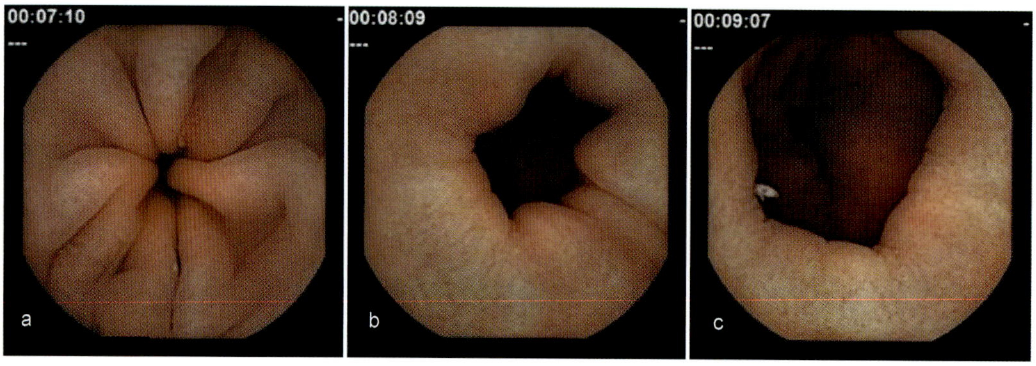

图 2-3　正向观察幽门。**a.** 幽门关闭状态；**b.** 幽门打开状态；**c.** 幽门打开后可见十二指肠球部

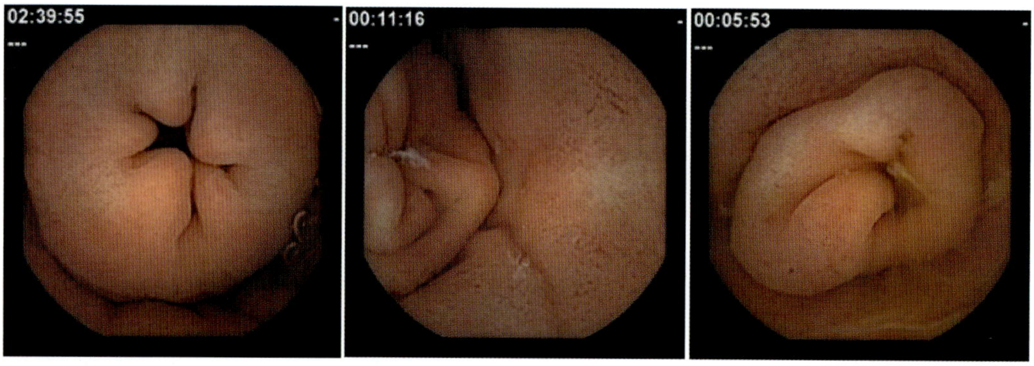

图 2-4　反向观察幽门

第三节　十二指肠

十二指肠球部黏膜光整，呈淡红色（较胃黏膜红），具有明显的绒毛样结构（图 2-5）；十二指肠降部环形皱襞较细较密，色泽比球部红，绒毛较十二指肠球部长。十二指肠降部最重要的标志是十二指肠乳头，乳头开口呈圆形、裂隙样或糜烂状，有时可见胆汁（图 2-6、图 2-7）。十二指肠乳头下方的纵向皱襞是识别主乳头的重要标

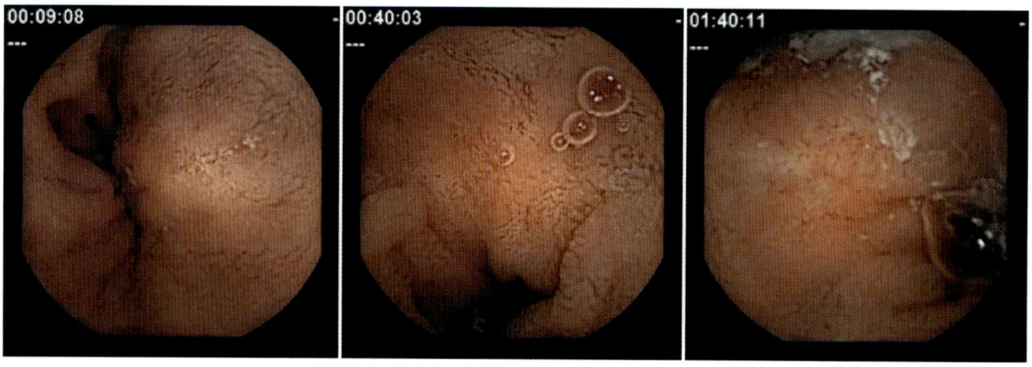

图 2-5　十二指肠球部

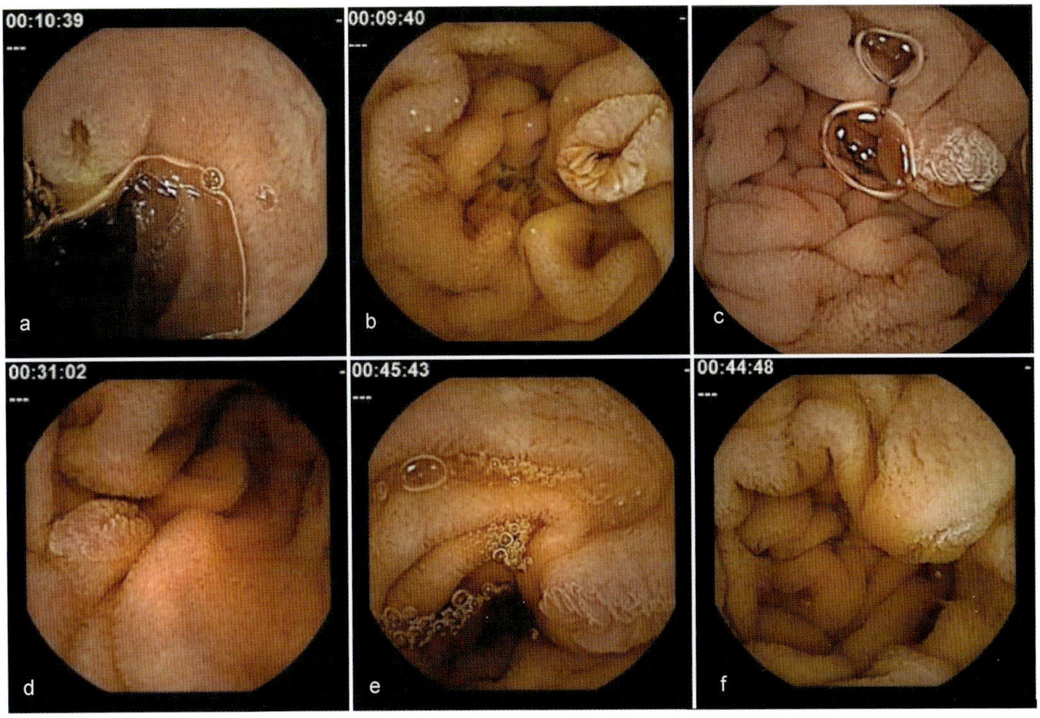

图 2-6　十二指肠乳头。**a**、**b**、**c.** 乳头状；**d**、**e**、**f.** 裂隙状

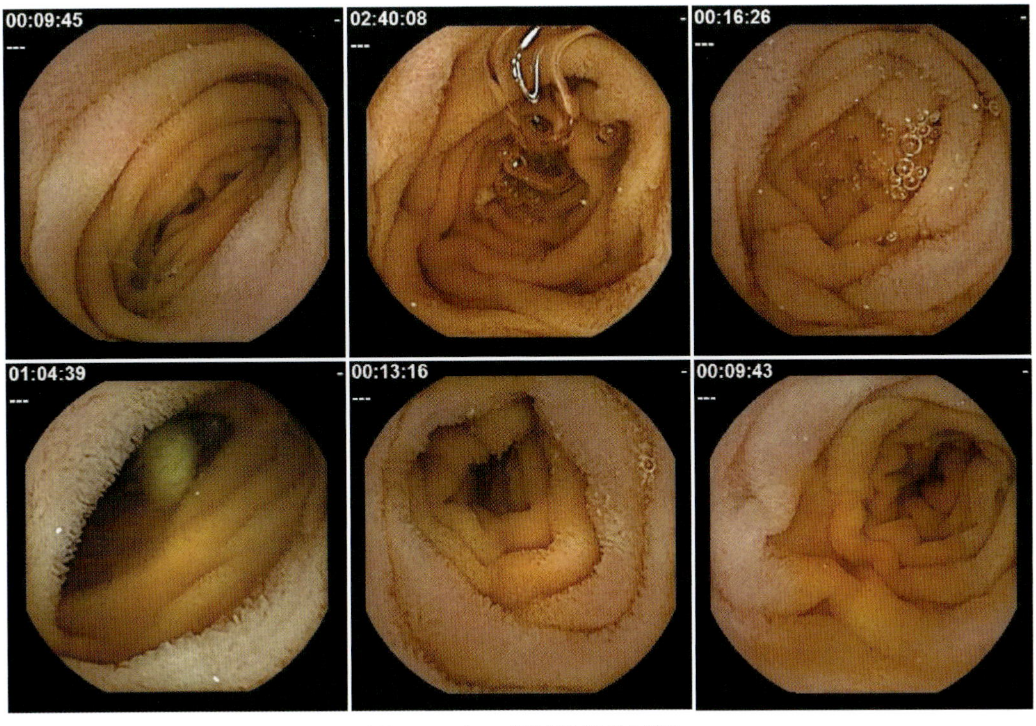

图 2-7　十二指肠降部及远端

志。胶囊内镜对十二指肠主乳头的检出率可作为评价十二指肠观察完整度的重要指标，有人以此来评价胶囊内镜的局限性。

第四节　空肠

屈氏韧带以下的小肠近端 2/5 为空肠。空肠皱襞可达 3/4 肠周甚至全肠周。黏膜绒毛密集、长。由于肠腔内肠液量少，胆汁浓度相对较高，故肠黏膜呈黄绿色或淡黄色（图 2-8）。

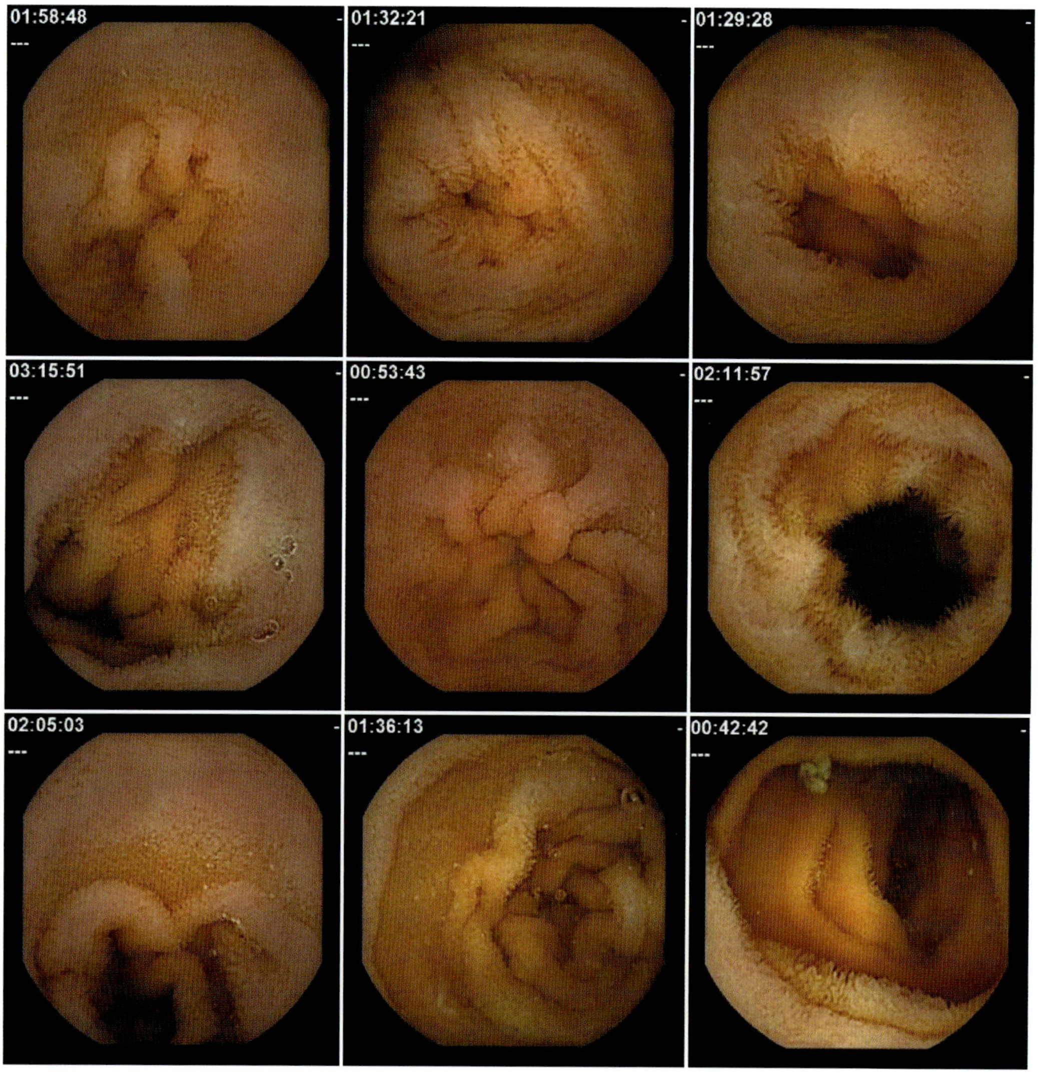

图 2-8　空肠

第五节　回肠

屈氏韧带以下的小肠远端 3/5 为回肠。回肠皱襞较空肠细而稀疏，占 1/2 ～ 3/4 肠周，越向小肠远端，皱襞越细、越短、越稀疏，到末端回肠时皱襞基本消失；绒毛较空肠稀疏、短，血管显露较空肠明显（图 2-9—图 2-11）；远端回肠黏膜表面有大小均匀的细颗粒状隆起，为淋巴滤泡，其数目和密集程度可因人而异（图 2-10）。回盲瓣（图 2-11）是小肠和盲肠的分界标志，也是小肠胶囊内镜检查完全成功的重要标志。

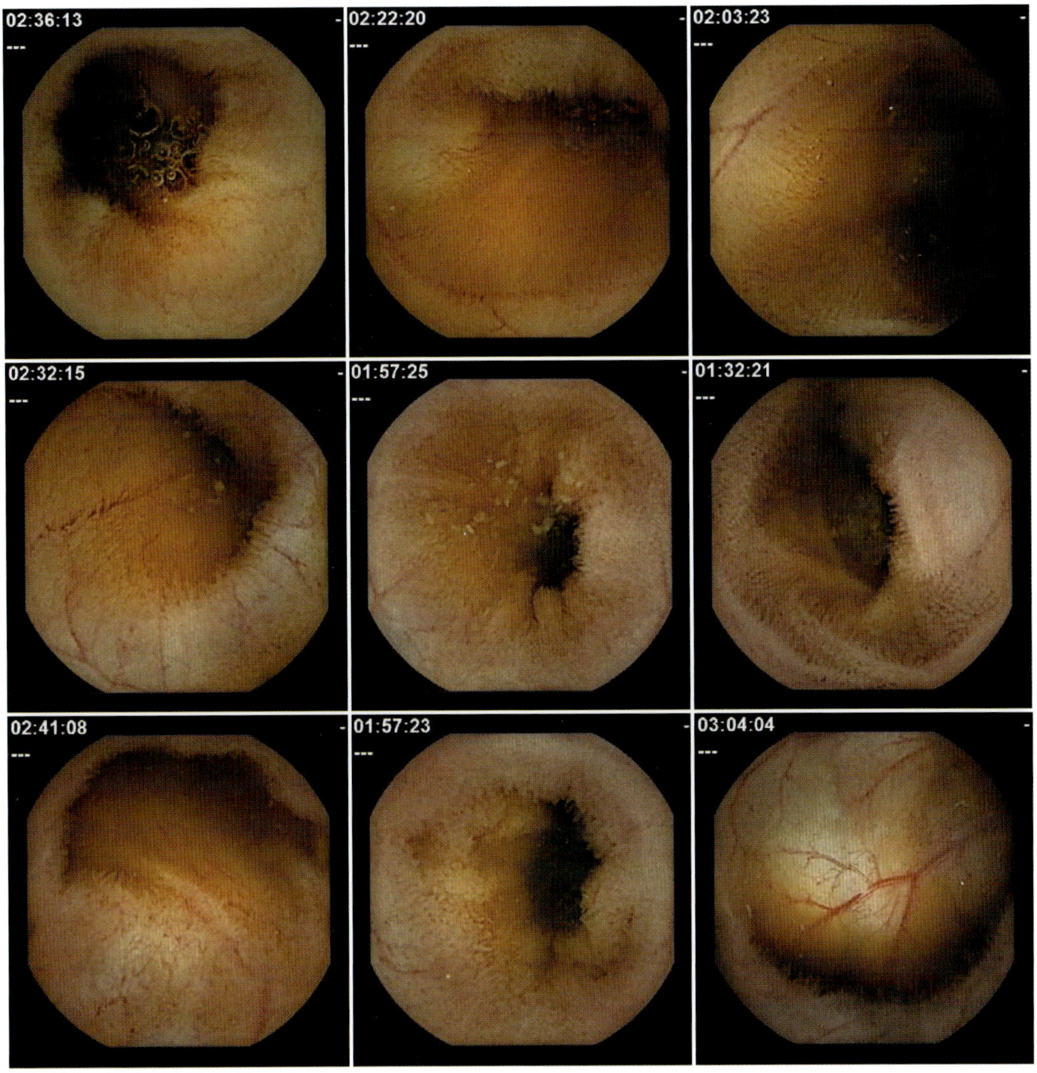

图 2-9　回肠

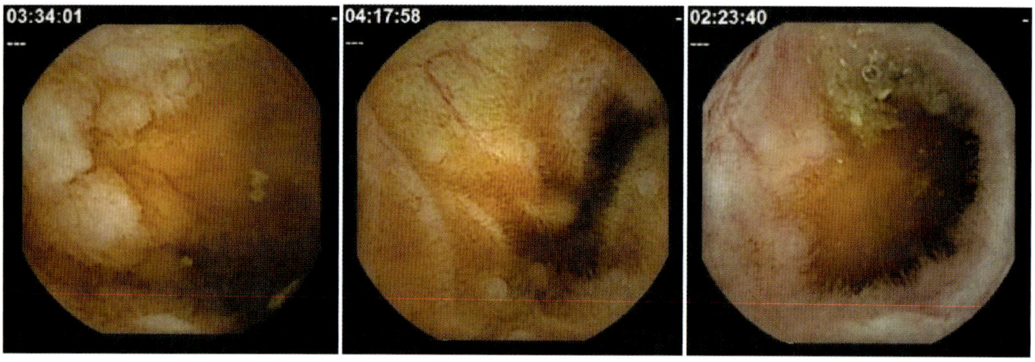

图 2-10　回肠末端淋巴滤泡，回肠末端见多个小结节样隆起，大小、数量不一

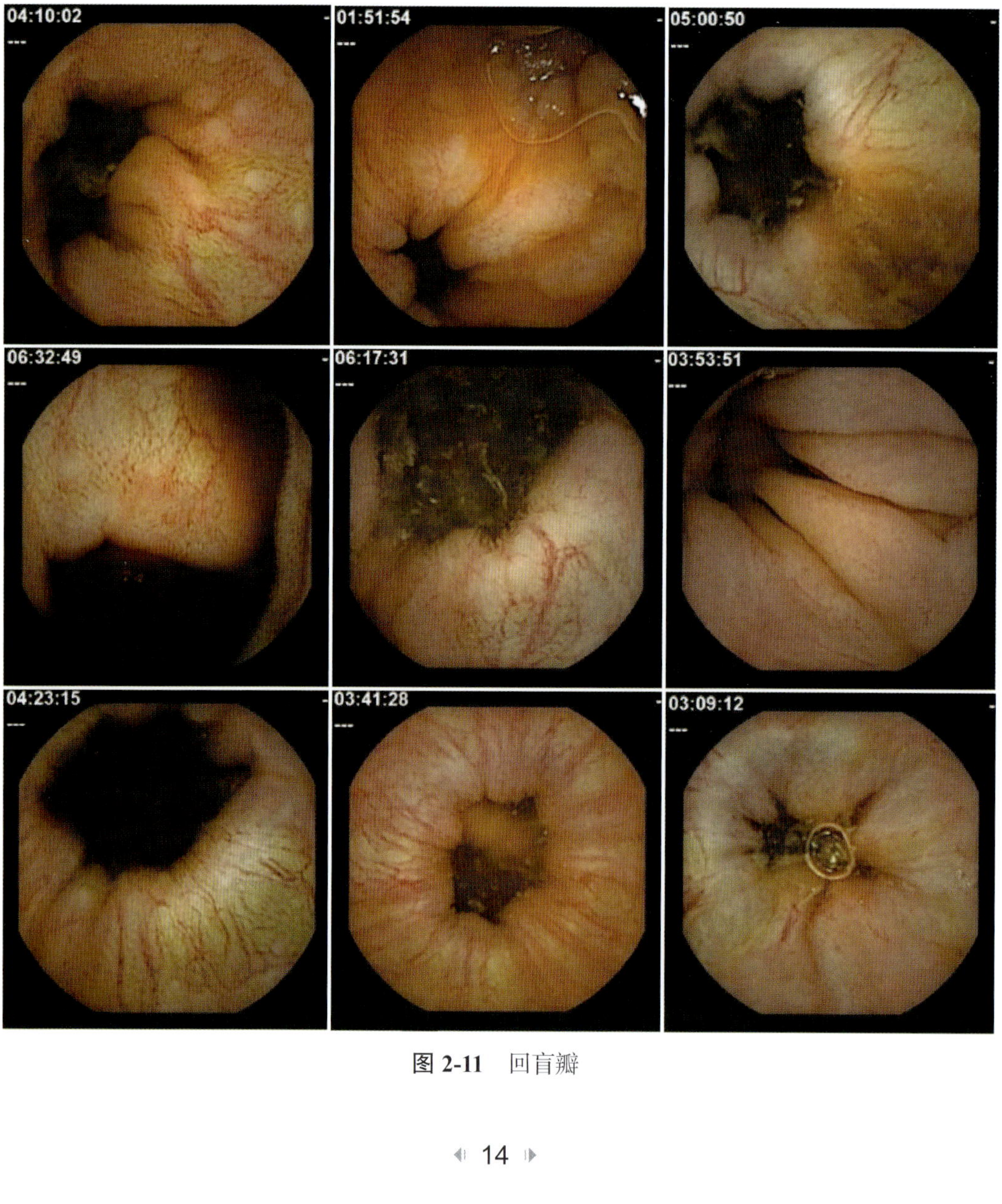

图 2-11　回盲瓣

第六节　结肠

如果肠道准备良好，小肠胶囊内镜还可以获得有限的结肠视图（图 2-12）和阑尾开口视图（图 2-13）。

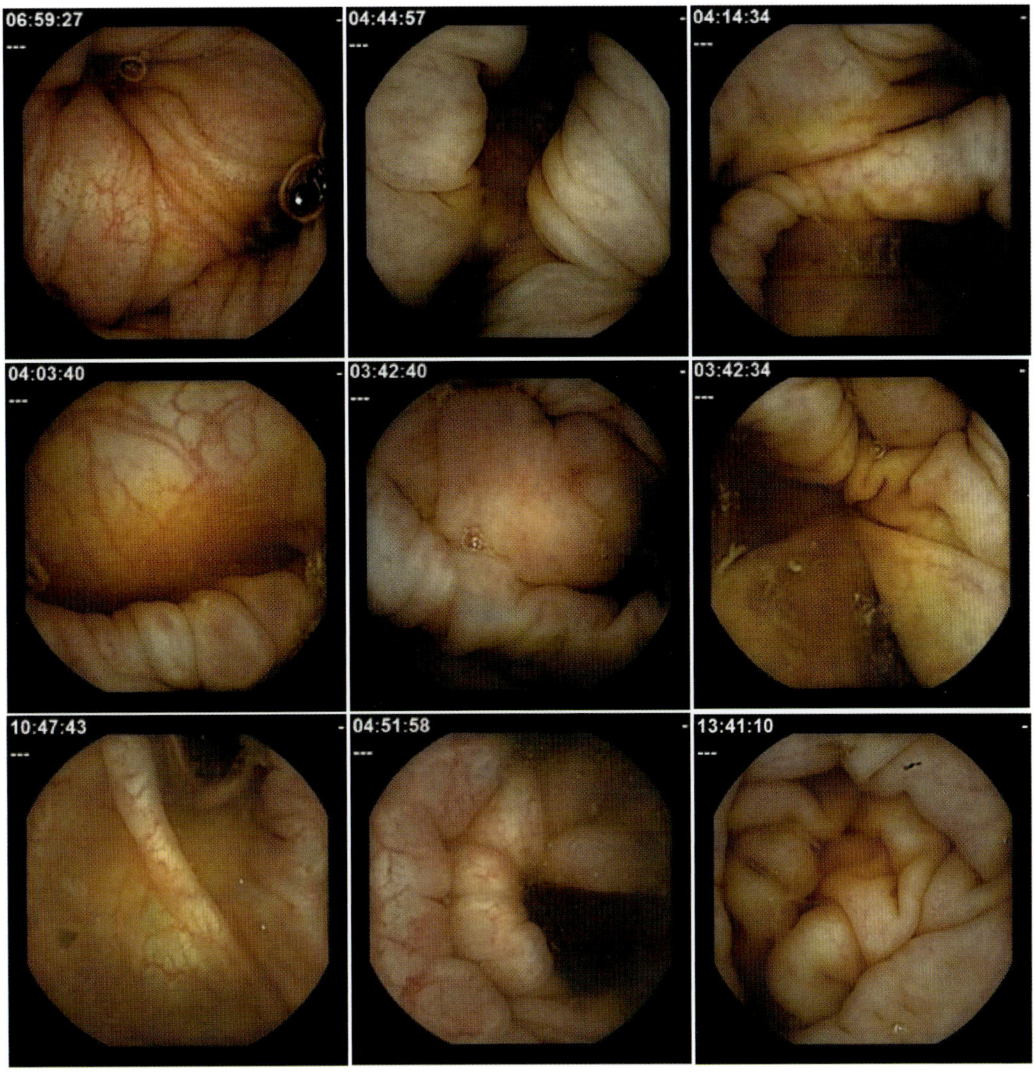

图 2-12　结肠，可见光滑的、没有绒毛的结肠皱襞

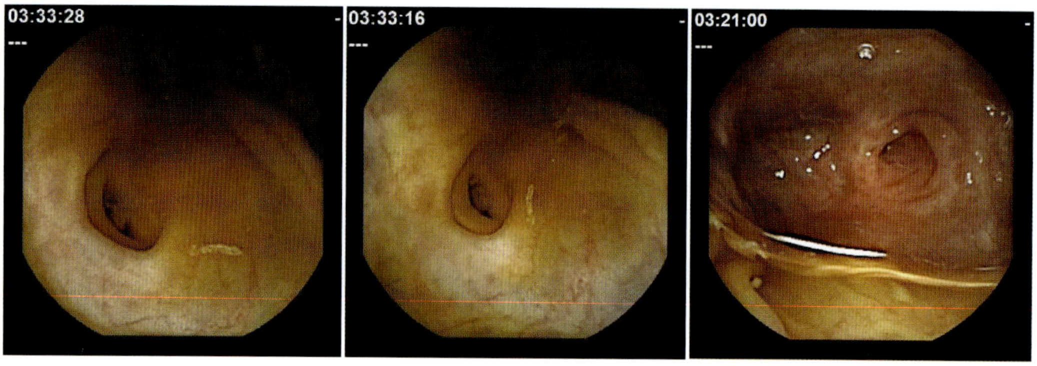

图 2-13 阑尾开口

第七节 易被误认为异常的情况

有些胶囊内镜下的视图容易被误认为病变，应注意仔细甄别。

（1）活检钳操作后留下的损伤容易被误认为溃疡（图 2-14）。

（2）肠管转角处容易被误认为双腔道结构（图 2-15）。

（3）黏膜褶皱有时被误认为包块（图 2-16）。

（4）白线：胶囊压迫并分开绒毛而产生的伪影（图 2-17）。

（5）气泡（图 2-18）。

（6）肠腔内容物（粪便、番泻叶等）（图 2-19）。

（7）结肠镜的光源（图 2-20）。

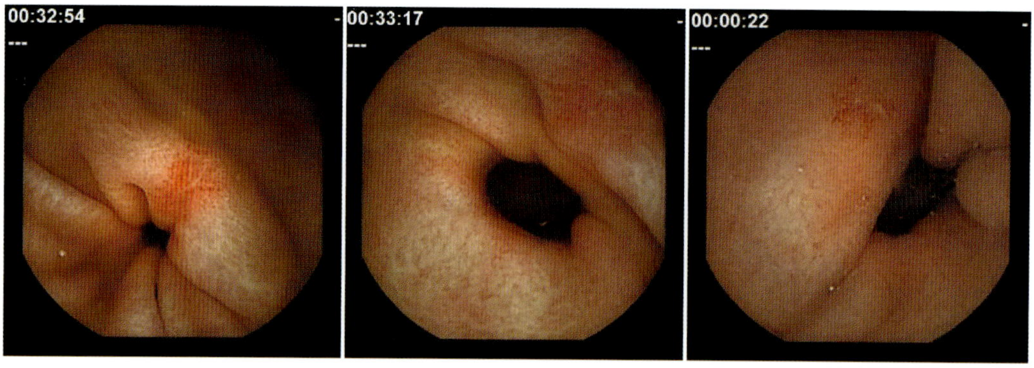

图 2-14 活检后留下的瘢痕

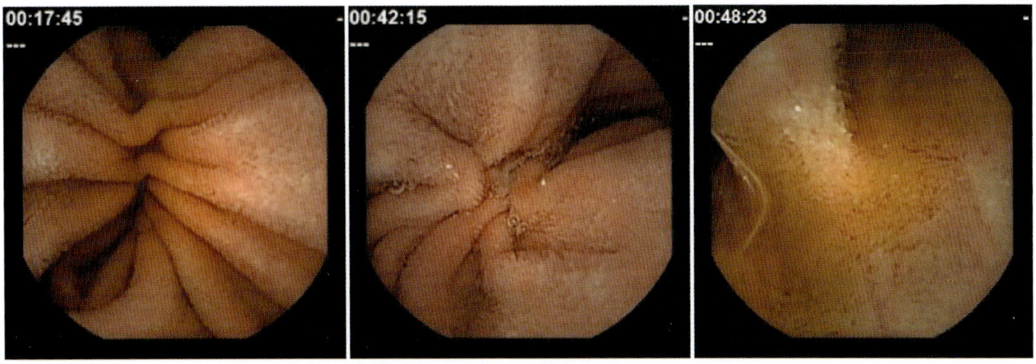

图 2-15　肠管转角处

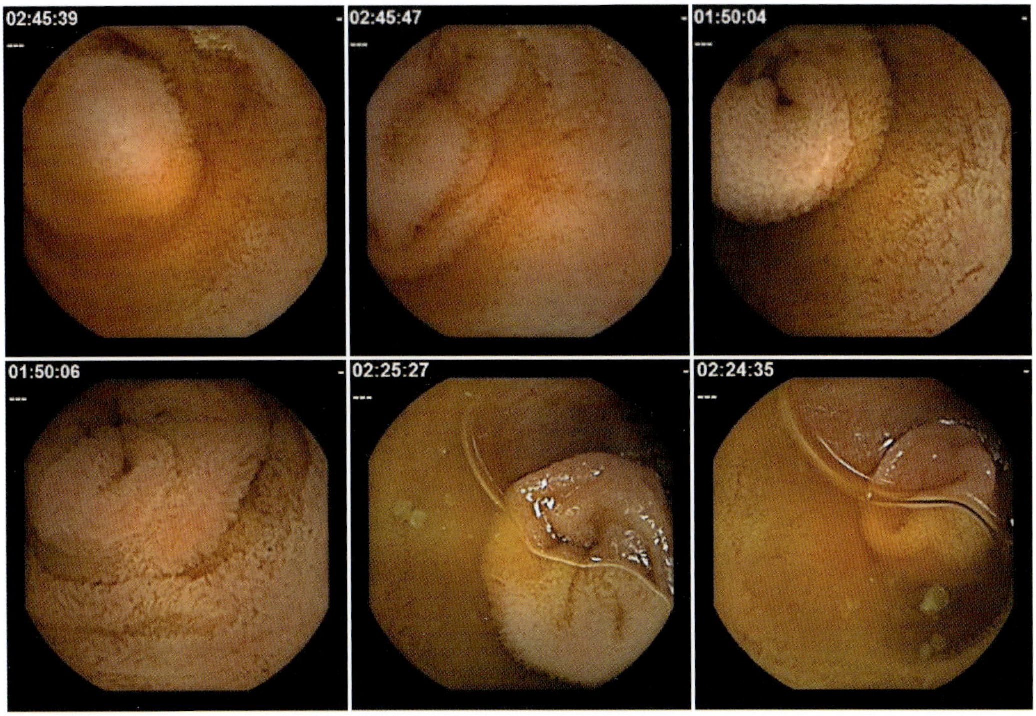

图 2-16　疑似包块的黏膜皱襞

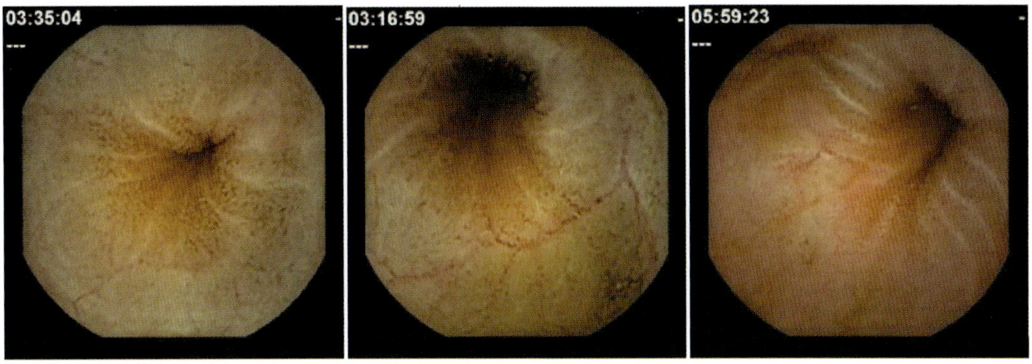

图 2-17　白线

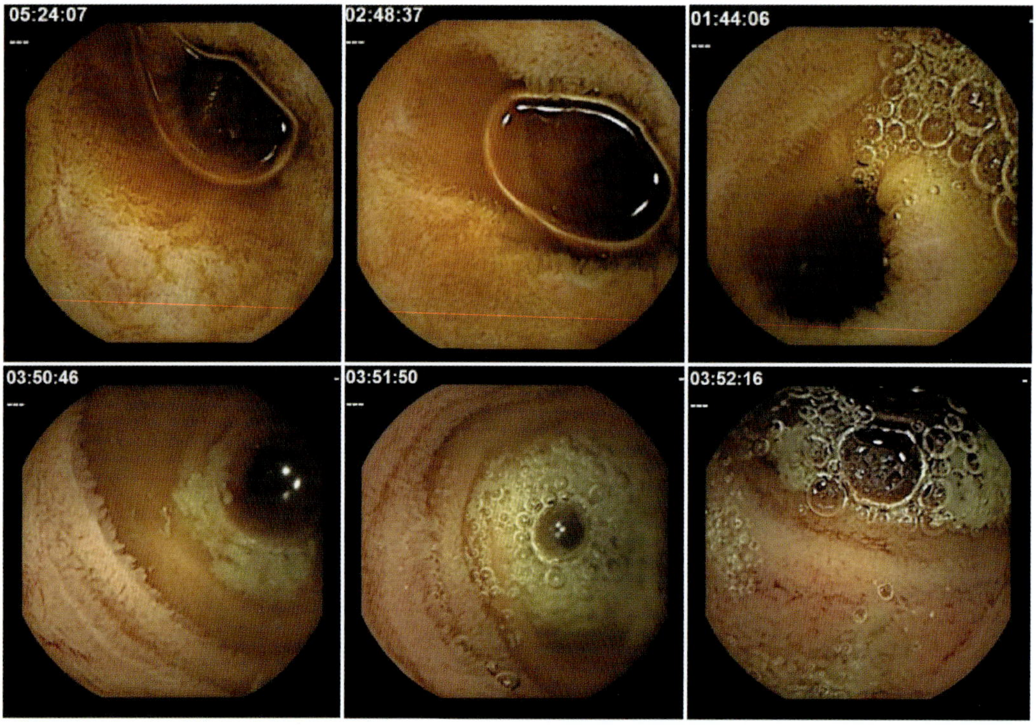

图 2-18　气泡

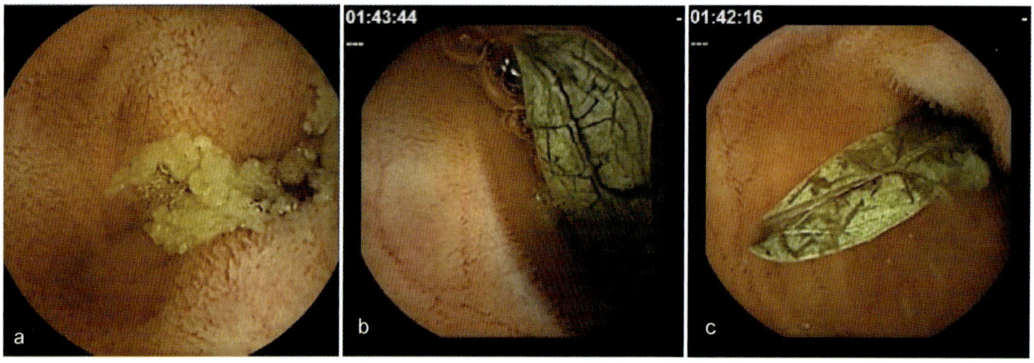

图 2-19　肠腔内容物。a. 粪便；b、c. 番泻叶

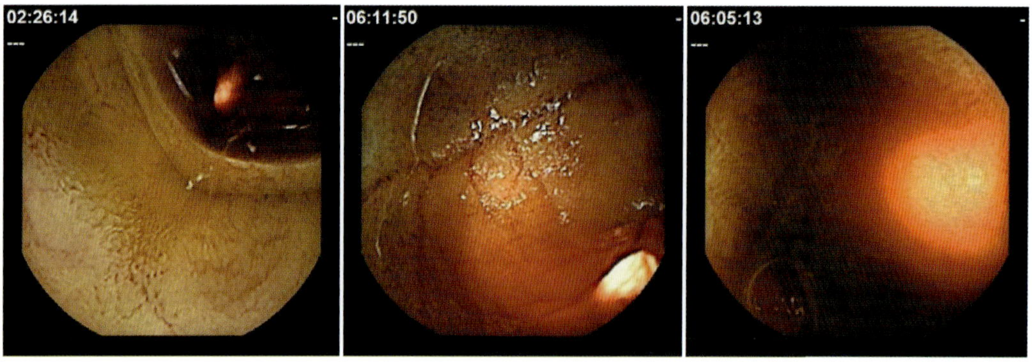

图 2-20　结肠镜的光源

第三章

儿童小肠胶囊内镜下异常的疾病表现

第一节　小肠血管性疾病

一、蓝色橡皮疱痣综合征

蓝色橡皮疱痣综合征是一种罕见的先天性静脉畸形，主要累及皮肤、胃肠道，其他器官也可受累。胶囊内镜下可见不同形状蓝紫色血管畸形，大小不等，散在分布。

【典型病例】

1. 病例摘要

患儿 12 岁男童，因“头晕 5 个月，加重伴全身乏力 1 个月”入院。

查体：重度贫血貌，鼻部、左手拇指、足底、足后跟各见一黄豆大小蓝紫色斑块（图 3-1）。

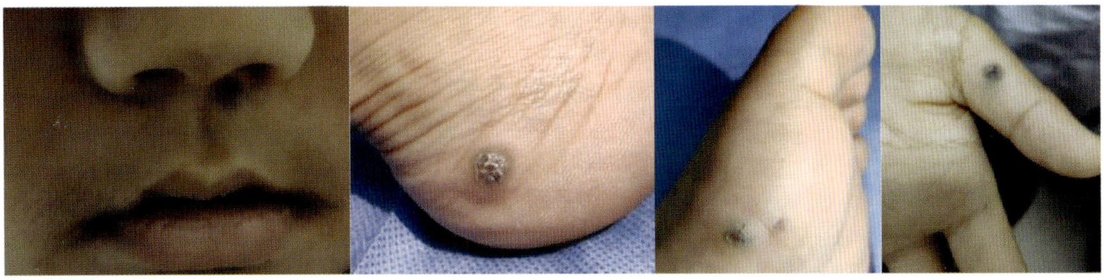

图 3-1　脸部、手足血管畸形

2. 辅助检查

血红蛋白（Hb）55 g/L。

3. 胶囊内镜检查

胃、十二指肠、空肠、回肠多发血管畸形（图 3-2—图 3-5）。

【典型胶囊内镜图谱】

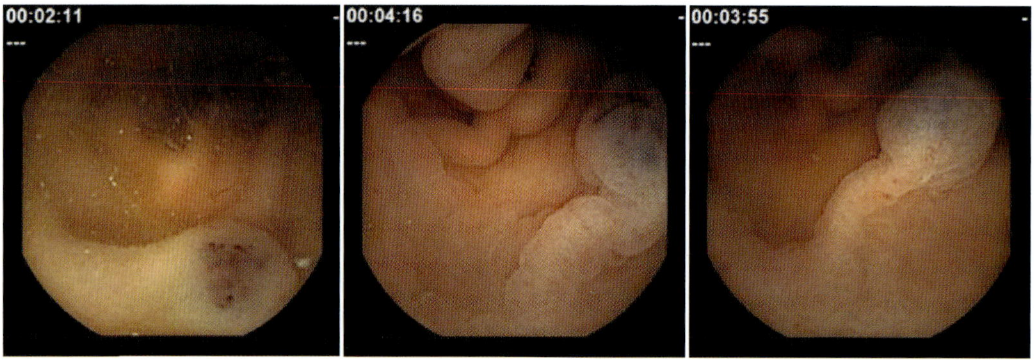

图 3-2　胃内多发血管畸形

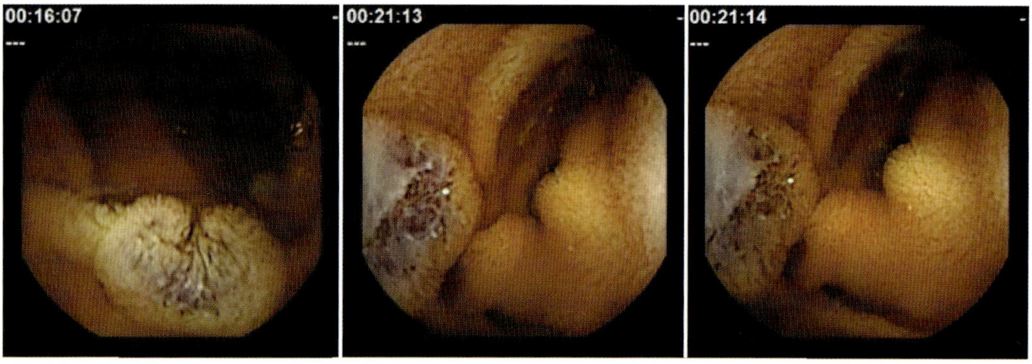

图 3-3　十二指肠多发血管畸形

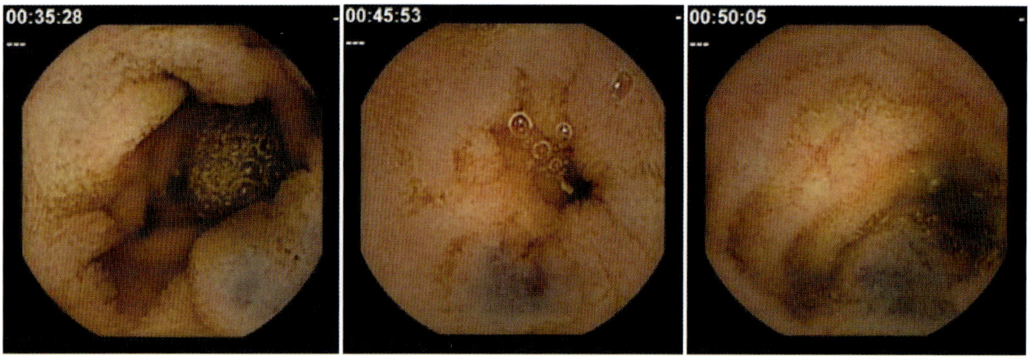

图 3-4　空肠多发血管畸形

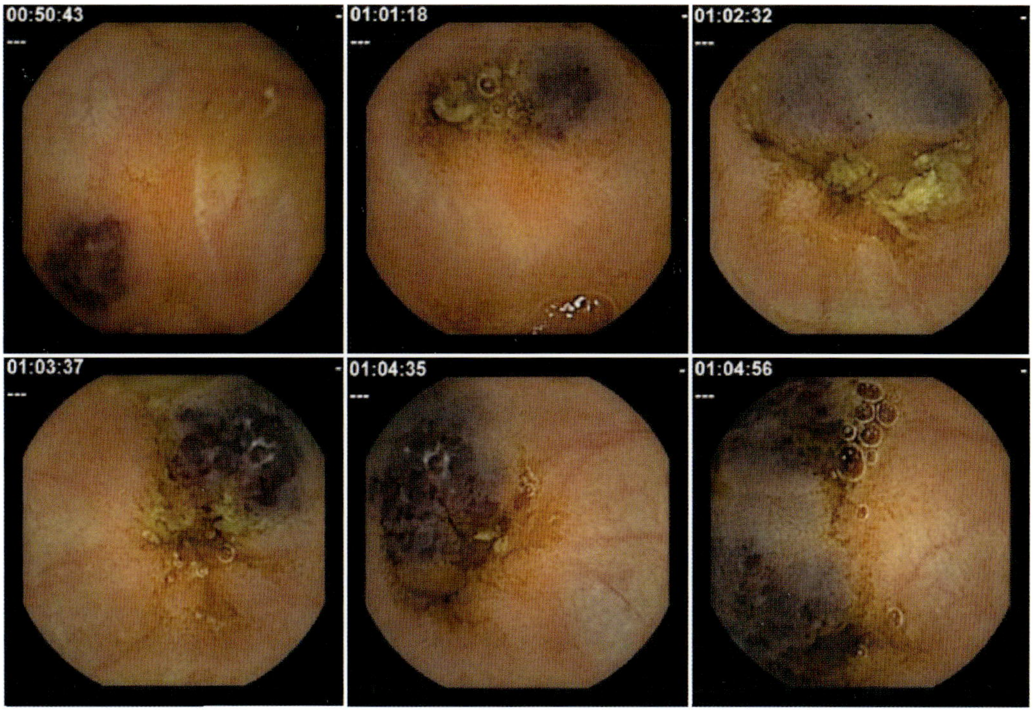

图 3-4 （续）

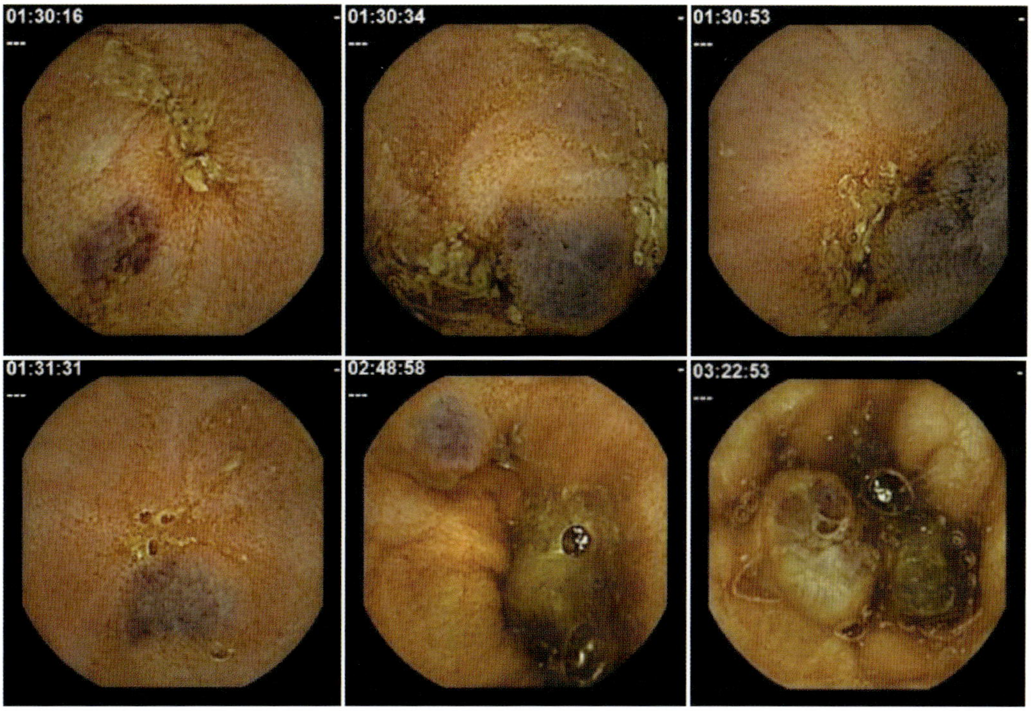

图 3-5　回肠多发血管畸形

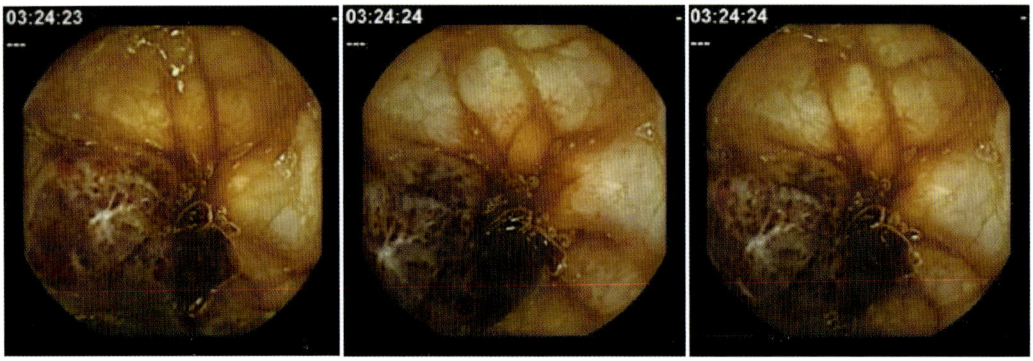

图 3-5 （续）

二、局灶性血管畸形

【典型病例】

1. 病例摘要

患儿 12 岁男童，因“头晕、乏力、腹痛 3 天，黑便 1 次”入院。

查体：重度贫血貌，腹软，脐部轻压痛，无反跳痛及肌紧张。

2. 辅助检查

Hb 45 g/L。

腹部彩超：中腹部实质性病变，血供丰富，该病变紧贴小肠肠壁，与肠壁分界不清，提示小肠血管畸形可能。

CTA：右中下腹异常密度影，脉管源性病变待除外（图 3-6）。

腹腔镜：手术中见空肠末端对系膜缘一葡萄串样畸形血管附于肠壁，约 5 cm×3 cm×2 cm，切除病变肠管约 7 cm，并端端吻合空肠。

3. 胶囊内镜检查

胶囊运行至 2 h 44 min 14 s 至 3 h 8 min 间，可见蓝紫色团块突入肠腔，表面有糜烂。提示空肠远端血管畸形（图 3-7）。

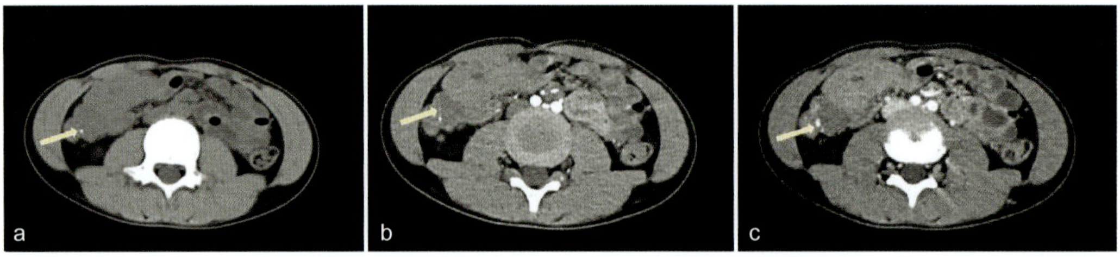

图 3-6 **a.** CT 平扫，右下腹见一不规则形占位性病变，以等、低密度为主，其内可见点状钙化；**b.** CT 增强动脉期，病变强化不明显；**c.** CT 增强静脉期，病变轻度不均匀强化，其内及边缘可见点、条状血管样强化。病变与邻近小肠分界欠清，沿肠间隙延伸，占位效应不明显

【典型胶囊内镜图谱】

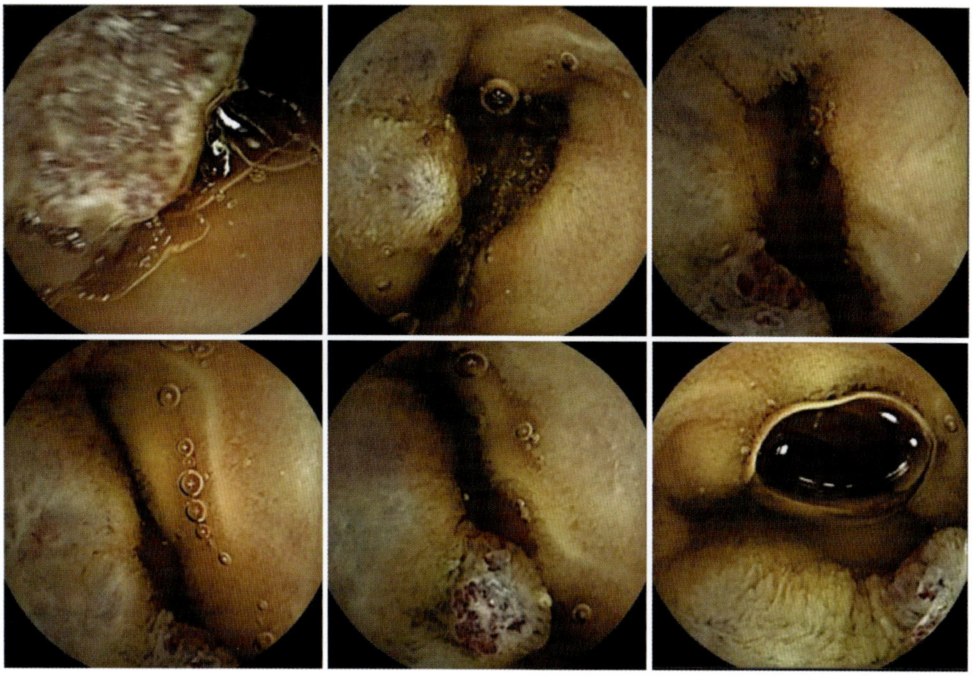

图 3-7　空肠局灶性血管畸形

第二节　克罗恩病

克罗恩病（Crohn's disease，CD）可能累及从口腔到肛门的整个消化道。胶囊内镜下可见黏膜充血水肿，以及糜烂、溃疡（口疮样溃疡、纵向溃疡、裂隙样溃疡、不规则溃疡），局部有增生型息肉形成及黏膜桥，病灶呈节段性和不对称性分布，伴有不同程度管壁僵硬及肠腔狭窄。在 CD 合并肠狭窄的患者中易合并胶囊滞留，检查前需合理评估风险；发生胶囊内镜滞留的患者可能随着原发病变的好转，胶囊自行排出体外，部分患者需小肠镜取出。

【典型病例】

1. 病例摘要

患儿 14 岁女童，因“间断腹痛、腹泻、血便 2 年”入院。

查体：体型偏瘦，全腹软，左上腹及下腹部轻压痛，无反跳痛及肌紧张。

2. 辅助检查

Hb 112 g/L，C 反应蛋白（CRP）19 mg/L，红细胞沉降率（ESR）30 mm/h，钙卫蛋白 332 μg/g。

结肠镜：回盲瓣溃疡伴炎性息肉，结肠-直肠炎，肛周皮赘。

病理检查：回盲部、结肠黏膜慢性活动性炎症（图 3-8）。

3. 胶囊内镜检查

空肠（近端空肠为主）、回肠有大量溃疡形成，溃疡以纵行分布为主，小部分为阿弗他溃疡及不规则溃疡，溃疡较深，表面附有黄白苔。溃疡周围黏膜充血水肿明显，偶有少许息肉样隆起及铺路石样改变。空回肠部分肠腔局部稍狭窄，胶囊内镜通过缓慢，提示小肠多发性溃疡（图 3-9、图 3-10）。Lewis 评分：4372 分。

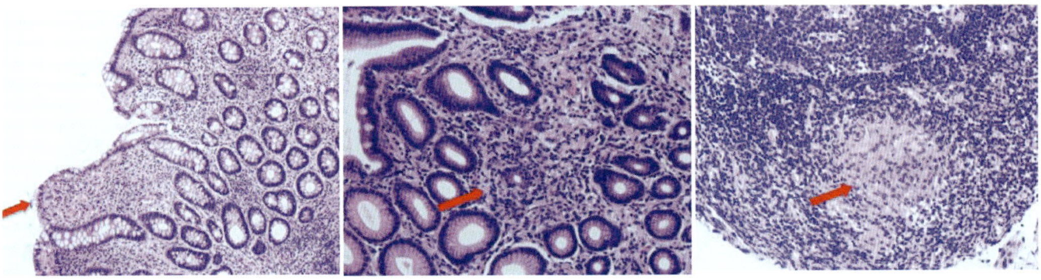

图 3-8 病理检查。**a.** 局部黏膜上皮坏死脱落；**b.** 隐窝炎症；**c.** 黏膜固有层可见肉芽肿

【典型胶囊内镜图谱】

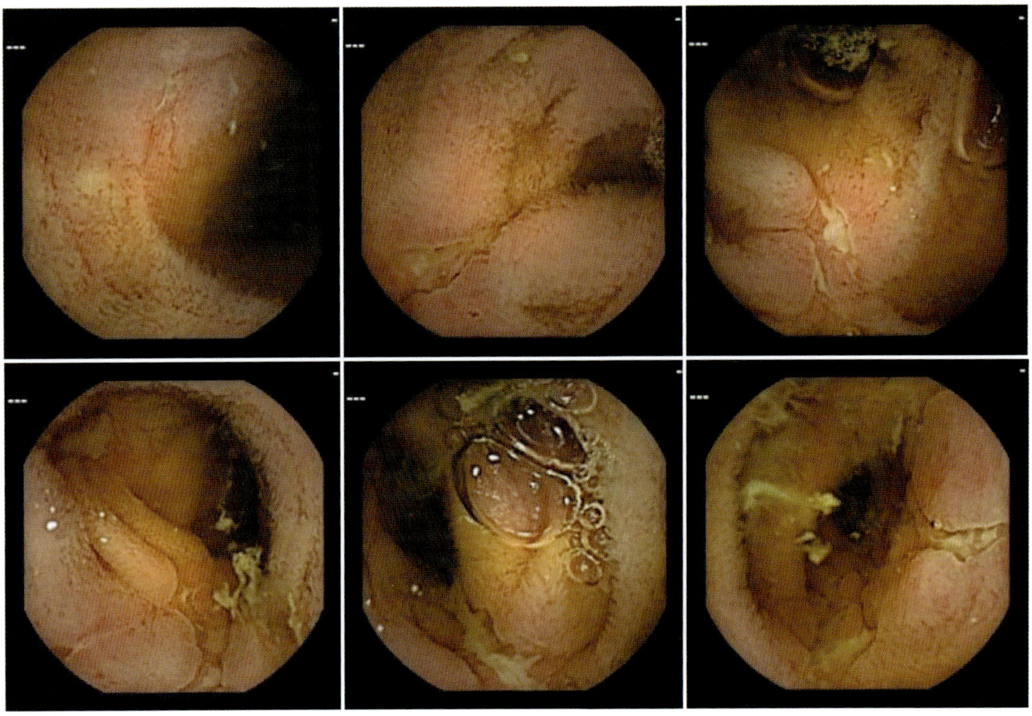

图 3-9 CD 的空肠病变，空肠见多发纵行溃疡

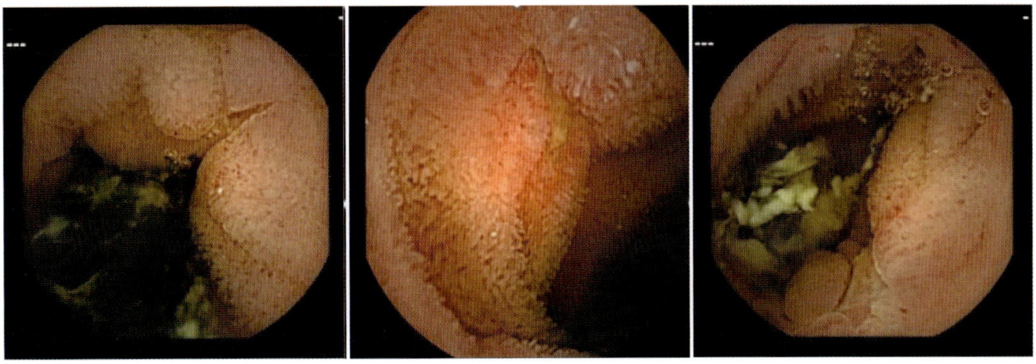

图 3-9 （续）

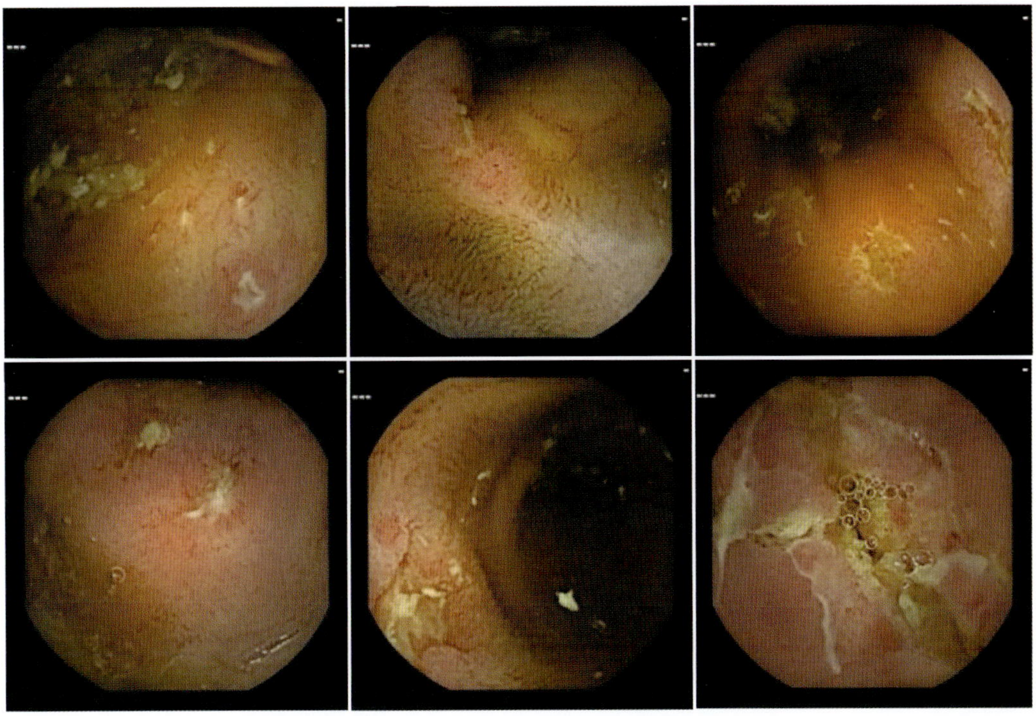

图 3-10　CD 的回肠病变，回肠见多发深浅不一溃疡

不同 CD 患者的肠道受累程度不同，胶囊内镜下表现及治疗效果不尽相同，以下为其他典型 CD 患者的胶囊内镜图像和部分患儿 CD 治疗后的胶囊内镜图像（图 3-11—图 3-16）。

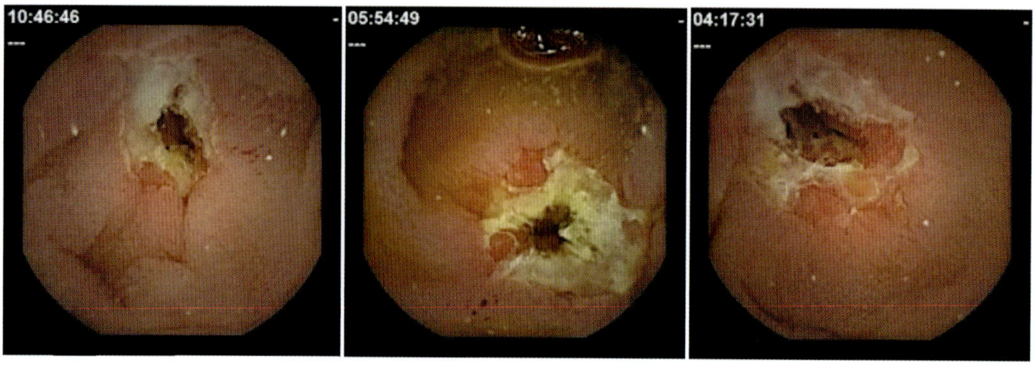

图 3-11 小肠狭窄、胶囊内镜滞留在小肠

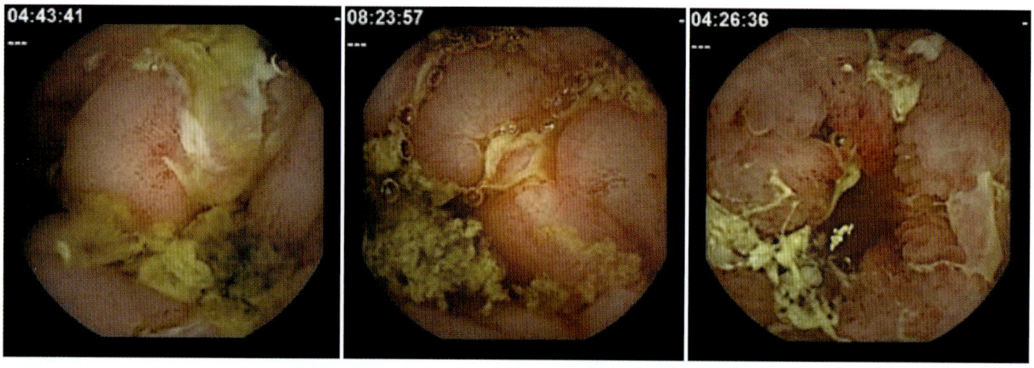

图 3-12 回盲瓣肿胀、变形、溃疡

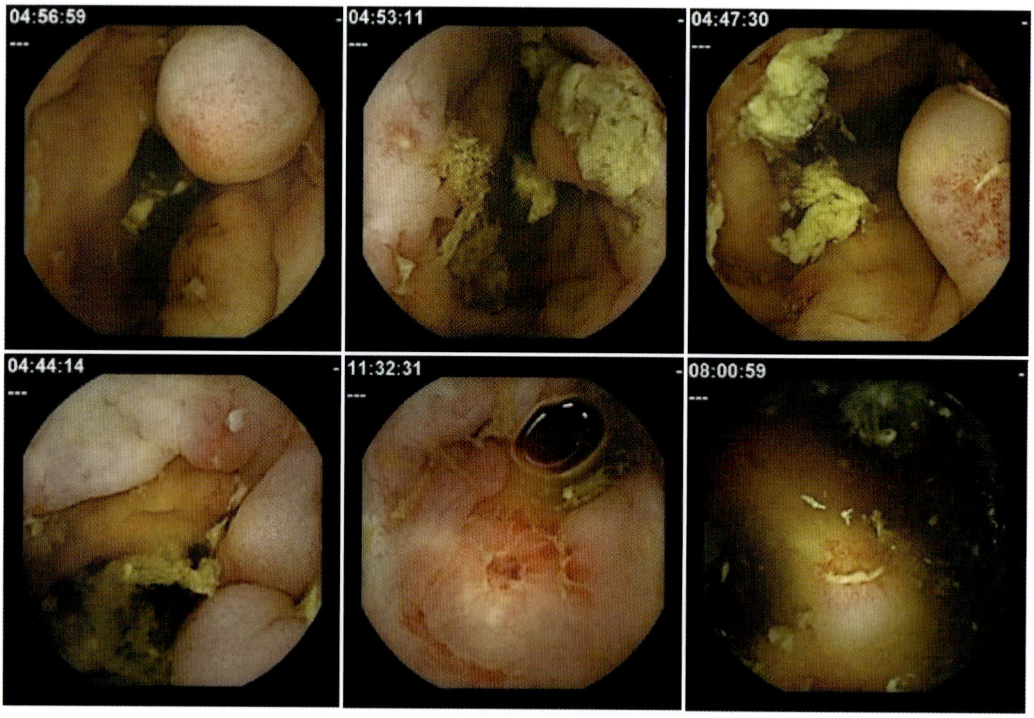

图 3-13 结肠溃疡、炎性息肉

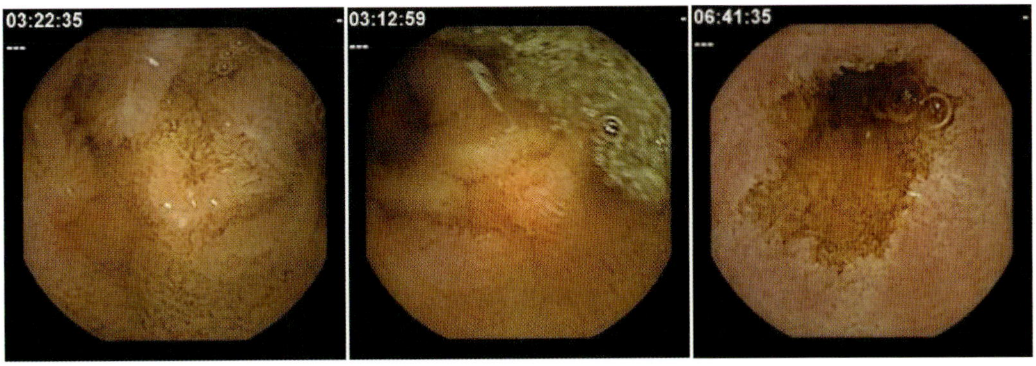

图 3-14　CD 治疗后的空肠，原有糜烂、溃疡呈不同程度愈合

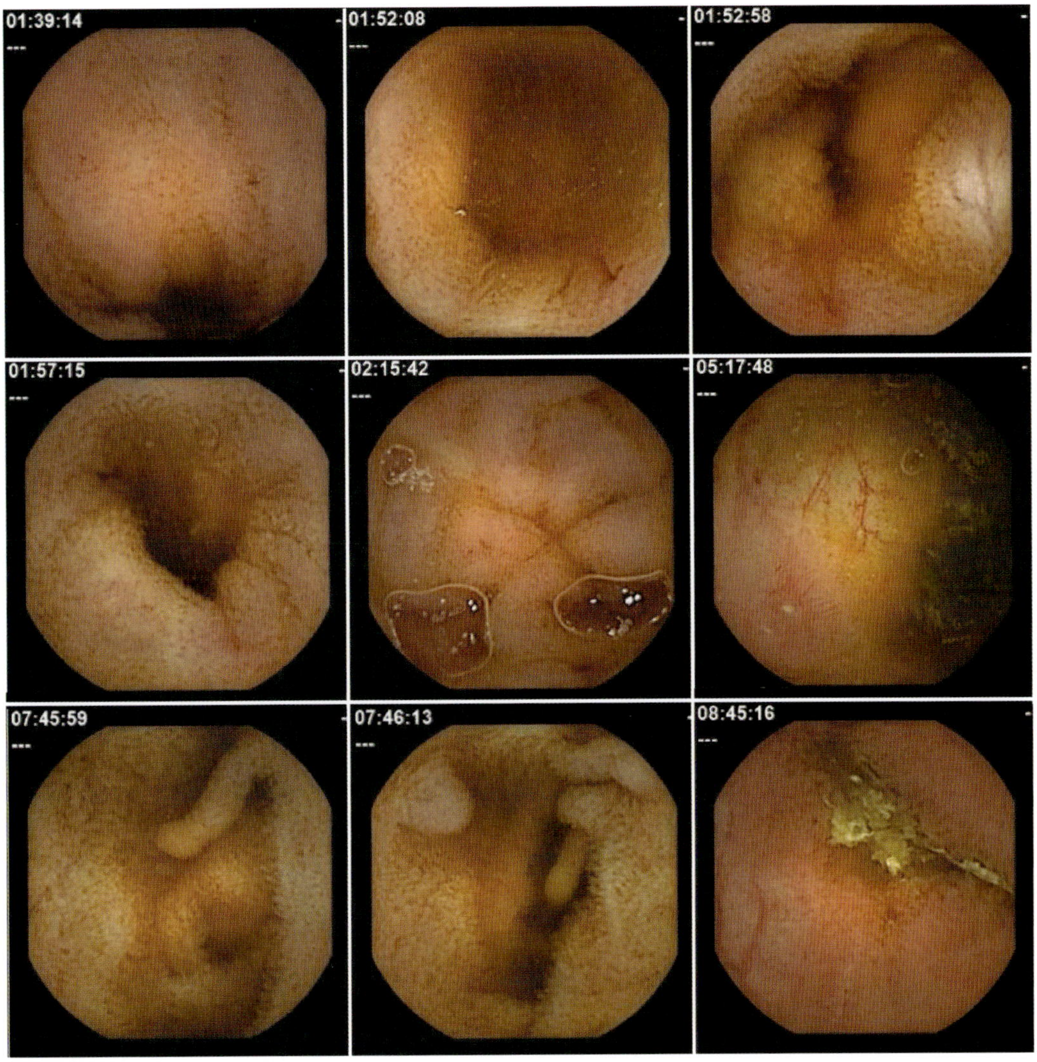

图 3-15　CD 治疗后的回肠，原有糜烂、溃疡呈不同程度愈合，可见炎性息肉

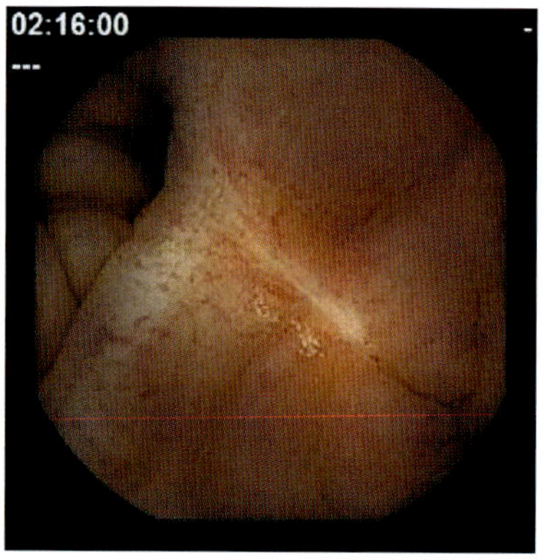

图 3-16 CD 治疗后的回盲瓣，原有溃疡愈合，留有纤维疤痕

第三节 贝赫切特综合征

贝赫切特综合征（Behçet syndrome）是一类可累及全身多脏器的慢性系统性血管炎症性疾病，该病累及肠道者被命名为肠型贝赫切特综合征（又称肠白塞病）。除此之外，肠白塞病还存在第Ⅱ型表现，即仅有典型肠道溃疡。肠白塞病消化道症状以腹痛最常见，腹泻亦较常见；肠白塞病全身表现有发热、复发性口腔溃疡、生殖器溃疡、眼部病变、皮肤病变、关节炎、血管损害、神经系统疾病、血液系统疾病等；肠白塞病常见并发症包括肠穿孔、消化道出血、肠瘘、腹腔脓肿、血栓栓塞等。

肠白塞病与克罗恩病有时鉴别困难，而典型的内镜下表现有助于二者的鉴别诊断。克罗恩病的典型内镜下表现为纵行溃疡、铺路石征和炎症性息肉；肠白塞病的典型内镜下表现为圆形或类圆形溃疡，溃疡边界清楚，较克罗恩病溃疡更为深大，炎症性息肉则较少见。

【典型病例】

1. 病例摘要

患儿 10 岁男童，因“腹痛半年”入院。病初腹痛起病，内镜检查提示小肠、结肠多发溃疡，起初考虑克罗恩病，给予全肠内营养制剂，但离院 10 天后逐渐出现腹痛加重，伴口腔溃疡，出现血便、呕吐，突发自发性肠坏死穿孔，手术切除回盲部至末端回肠约 60 cm，行回肠单腔造瘘、肠粘连松解、坏死大网膜切除、坏疽阑尾切除，术后 8 天腹膜外造口肠管出现自发性肠坏死穿孔，二次手术行坏死回肠切除、单腔造瘘、肠粘连松解、伤口清创缝合，切除穿孔处肠管回肠约 8 cm，剩余近端肠管 80 cm，并加用沙利度胺抗炎调节免疫。病程中患儿病情反复加重，原右侧腹壁切口全层裂开，切口内出现暗红色血便，予注射用甲泼尼龙琥珀酸钠（甲强龙）、注射用英夫利西单抗（类克）输注抑制免疫后，造瘘口出血好转。其后规律给予类克输注，并加用甲氨蝶呤片、秋水仙碱片口服，其后患儿病情稳定，造瘘口黄色糊状大便，无发热，无口腔溃疡，无腹痛及血便，食纳可。

初次入院查体：体重 29 kg，神清，反应可，面色欠红润，口腔无疱疹，心肺检查阴性，腹软，上腹部压痛，肢端暖。

2. 辅助检查

血常规：白细胞（WBC）11.66×10^9/L，Hb 106 g/L，CRP 67 mg/L。

粪便钙卫蛋白 336.3 μg/g，降钙素原（PCT）0.32 ng/ml。

胸腹部增强 CT 未见异常。

胃镜：慢性浅表性胃炎伴急性发作征象。

结肠镜：回肠末端黏膜充血肿胀，可见散在大小不一溃疡，回盲部、升结肠、横结肠、降结肠、乙状结肠、直肠可见浅表溃疡及糜烂。

病理检查：回肠末端、回盲部、结肠、直肠黏膜慢性活动性炎症。手术后多次病理检查提示脓肿形成，炎性肉芽组织增生，未见典型肉芽肿结构。

3. 胶囊内镜检查

十二指肠黏膜发红，散在糜烂、阿弗他溃疡及少许裂隙状溃疡（图 3-17）。空肠散在圆形或不规则形糜烂、溃疡（溃疡形态、大小、深浅不一，有部分呈纵行分布，底覆黄白苔，图 3-18）。回肠散在糜烂、溃疡（溃疡形态、大小、深浅不一，有部分呈纵行分布，底覆黄白苔，图 3-19）。末端回肠溃疡更多、更大、更深，溃疡累及环周超过 1/2。回盲瓣黏膜充血、水肿，可见糜烂及溃疡（图 3-20）。结肠见多发小糜烂及阿弗他溃疡（图 3-21）。

【典型胶囊内镜图谱】

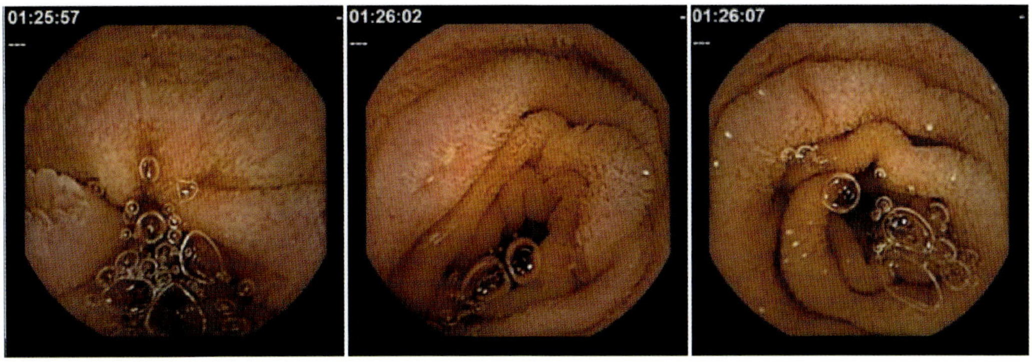

图 3-17 十二指肠，可见多发糜烂，偶见裂隙样溃疡

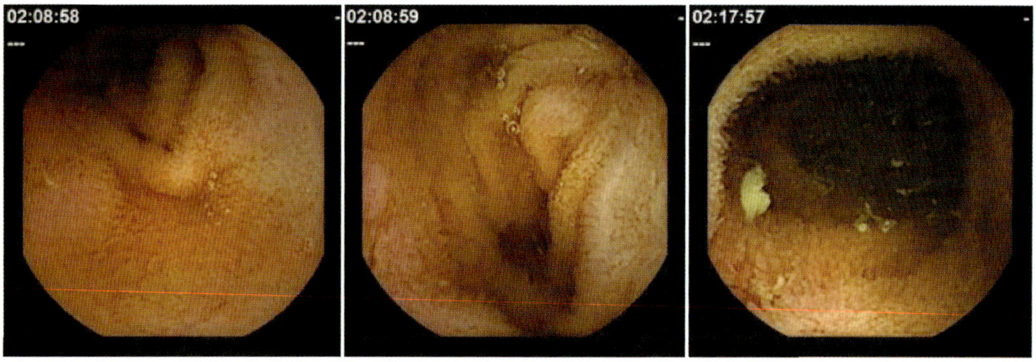

图 3-18　空肠，可见多发糜烂

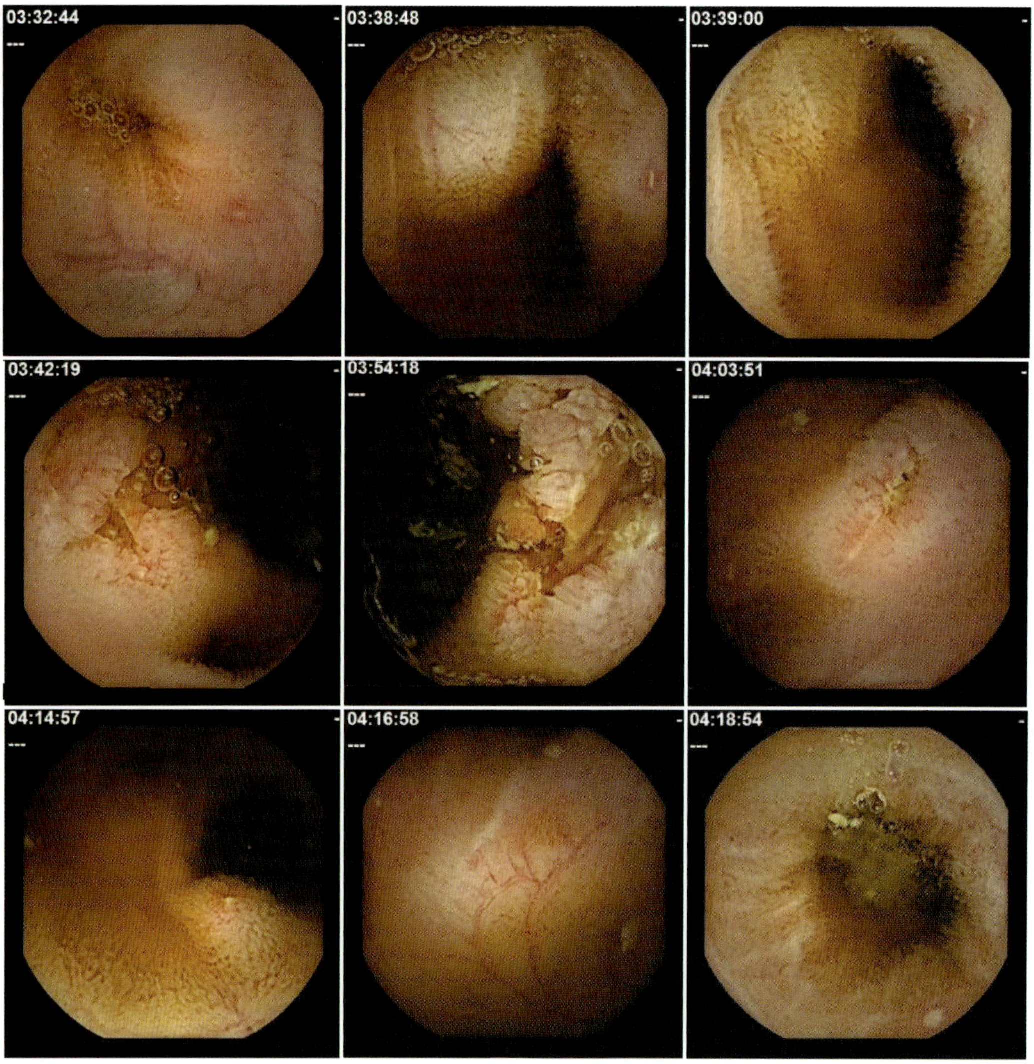

图 3-19　回肠，可见多发糜烂和溃疡，局部溃疡深大

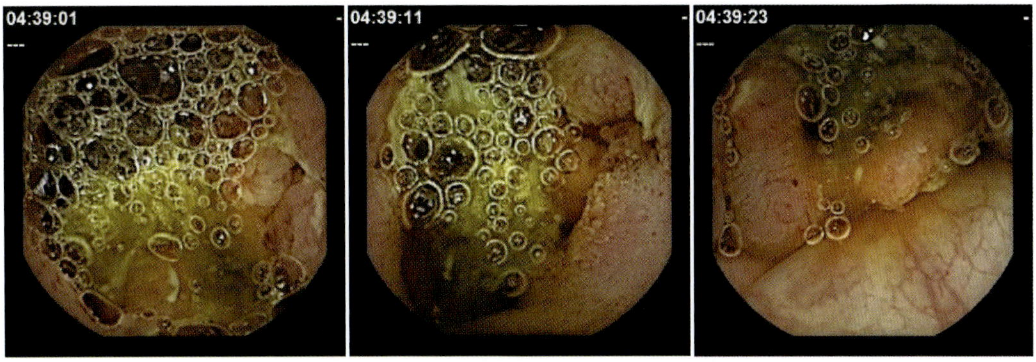

图 3-20　回盲瓣，黏膜充血、水肿，可见糜烂及溃疡

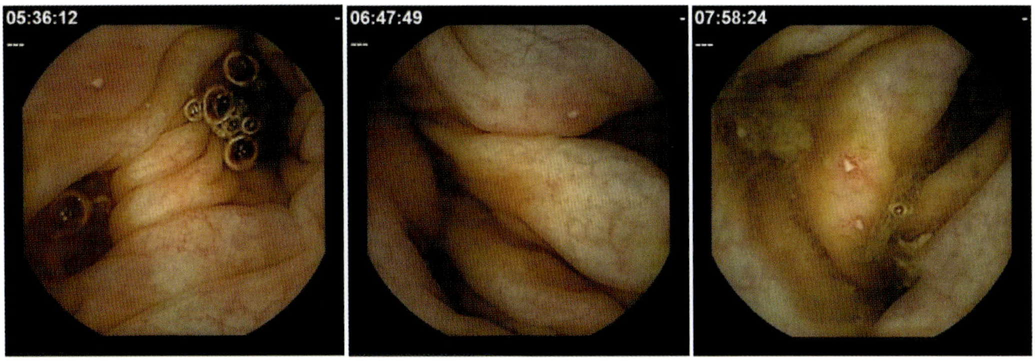

图 3-21　结肠，多发小糜烂及阿弗他溃疡

第四节　其他免疫相关性肠病

一、过敏性紫癜

过敏性紫癜也叫 IgA 血管炎，是儿童最常见的系统性血管炎，90% 的病例为儿童。典型的临床四联征：既无血小板减少也无凝血病的患者出现可触性紫癜、关节炎 / 关节痛、腹痛及肾损害。典型内镜下表现为胃肠道黏膜呈紫癜样改变，周围黏膜弥漫性充血水肿，伴糜烂及浅溃疡形成（多为环周分布），严重时可见局部黏膜剥脱出血。

【典型病例】

1. 病例摘要

患儿 7 岁女童，因“腹痛 1 周，便血 4 天”入院。

查体：痛苦貌，全腹轻微肌紧张，全腹压痛及反跳痛。双下肢可见少许略高出皮面、压之不褪色的暗红色皮疹。

2. 辅助检查

血常规：WBC 19.46×10^9/L，Hb 120 g/L，CRP 24 mg/L。

胃镜：十二指肠降部及远端重度糜烂伴溃疡。

腹部彩超：部分肠壁水肿增厚，少–中量腹腔积液，右下腹未探及确切含液性包块。

病理检查：见图 3-22。

3. 胶囊内镜检查

十二指肠可见充血、水肿、糜烂，部分累及肠腔全周（图 3-23）。空肠散在充血、水肿、糜烂，部分肠段可见全周病变，表面覆分泌物（图 3-24）。回肠黏膜充血、水肿、糜烂，多处呈环周改变（图 3-25）。

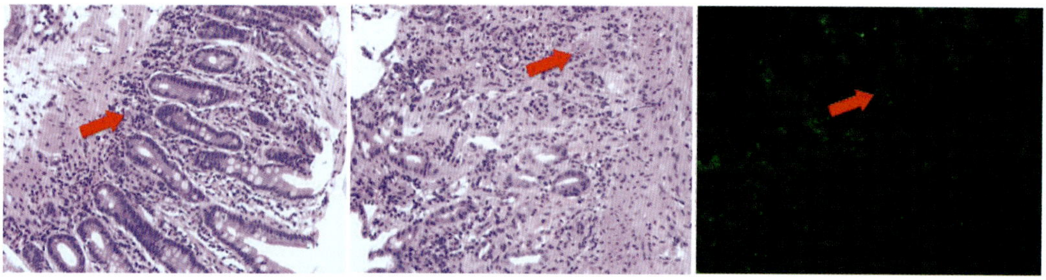

图 3-22 病理检查。**a.** 十二指肠黏膜活动性炎症；**b.** 血管炎，出血；**c.** 免疫荧光示血管壁 IgA 阳性

【典型胶囊内镜图谱】

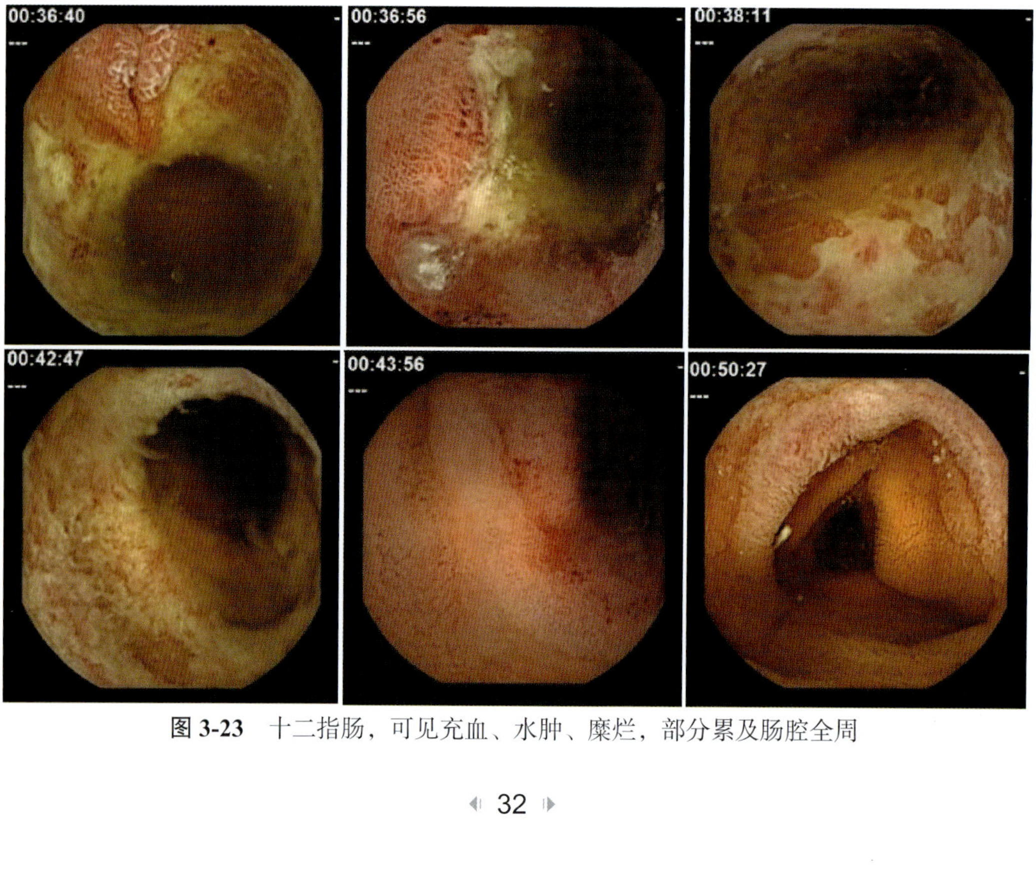

图 3-23 十二指肠，可见充血、水肿、糜烂，部分累及肠腔全周

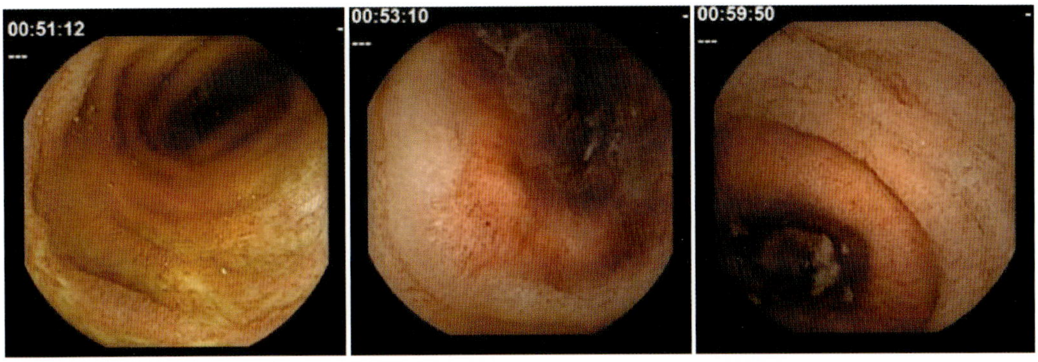

图 3-23　（续）

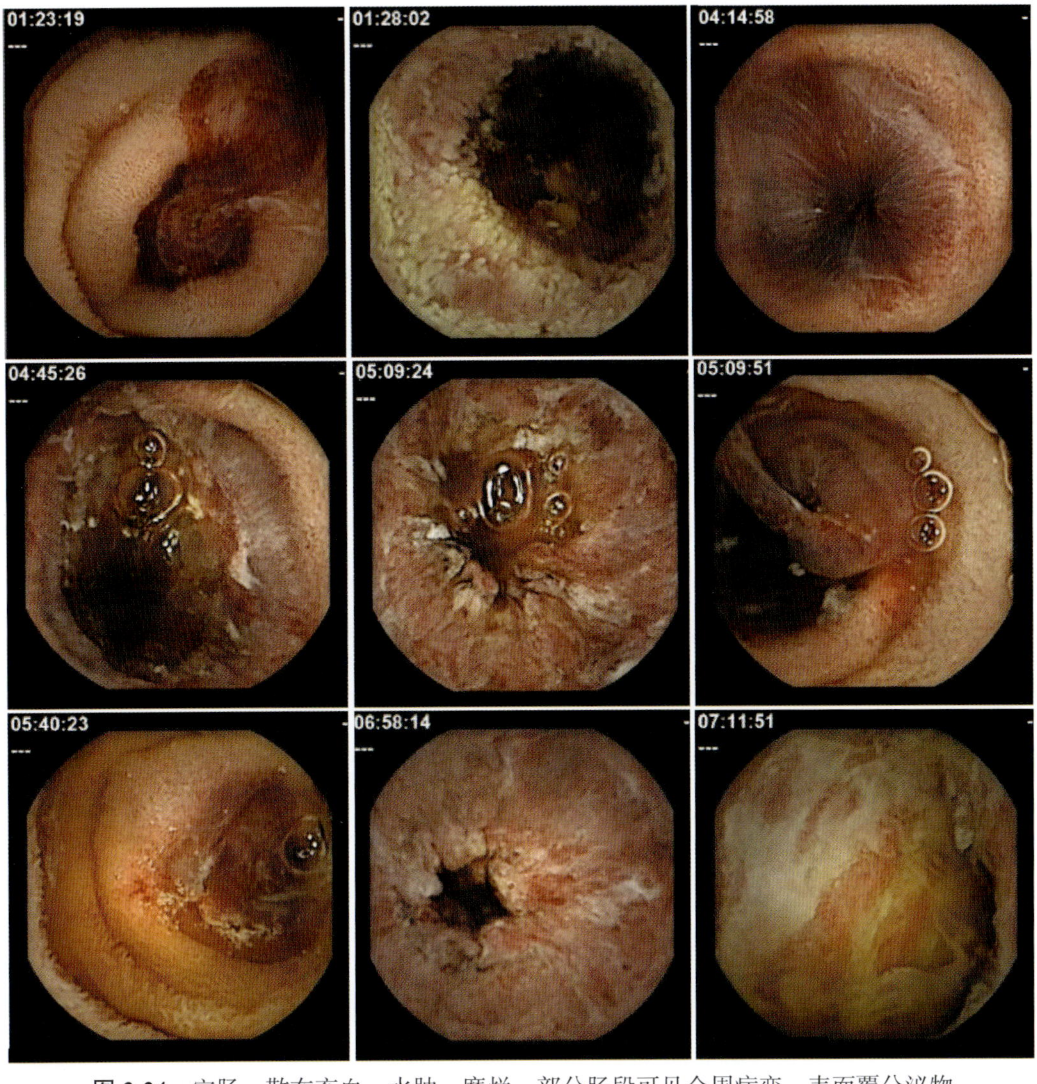

图 3-24　空肠，散在充血、水肿、糜烂，部分肠段可见全周病变，表面覆分泌物

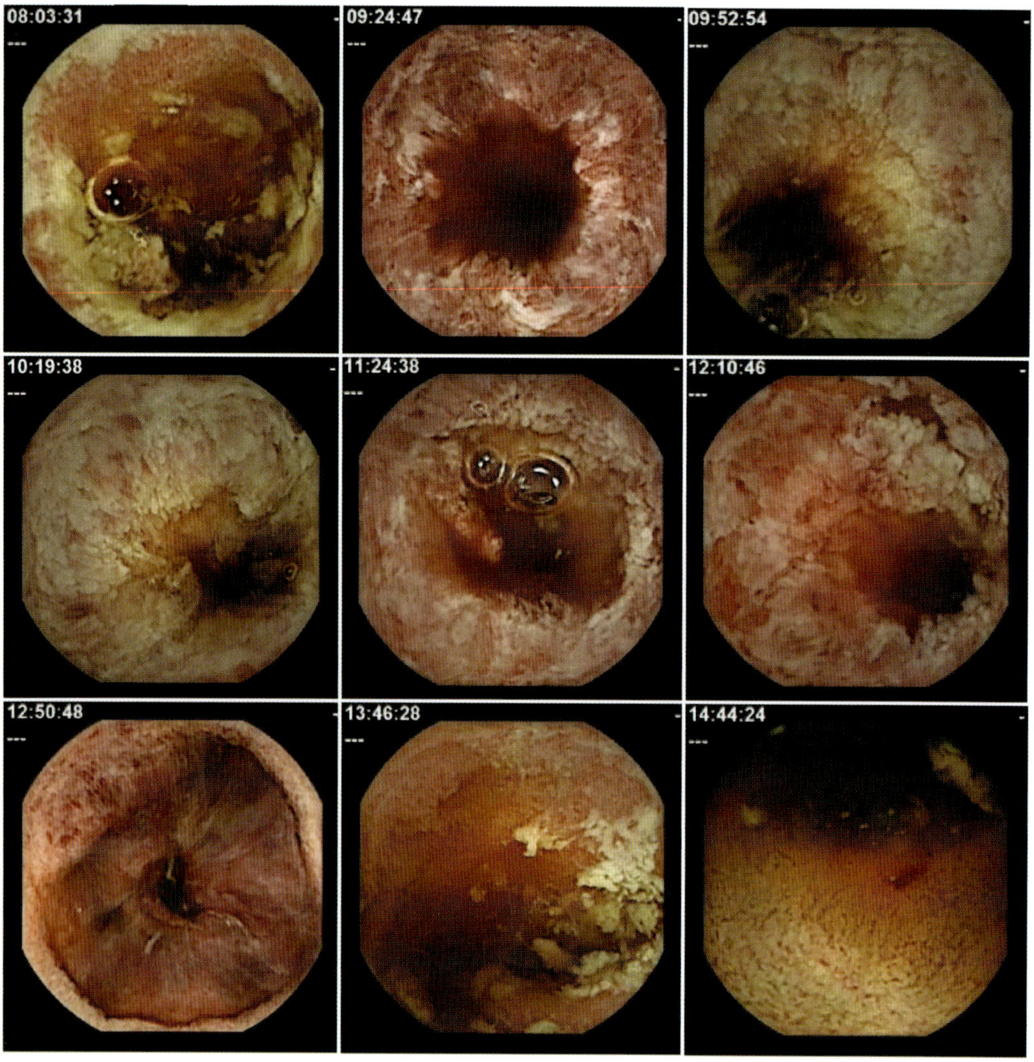

图 3-25 回肠，黏膜充血、水肿、糜烂，多处呈环周改变

二、隐源性多灶性溃疡性狭窄性小肠炎

隐源性多灶性溃疡性狭窄性小肠炎（cryptogenetic multifocal ulcerous stenosing enteritis，CMUSE）是一种发病机制尚不明确的罕见的小肠溃疡性疾病。其临床特征为反复发作的小肠多发浅表溃疡和肠腔硬化狭窄，伴有腹痛、呕吐、腹泻、黑便、贫血、低蛋白血症等，病理特征为局限于黏膜和黏膜下层的浅表溃疡。

【典型病例】

1. 病例摘要

患儿男，7 岁，因“反复腹痛 4 周余，再发 1 天”入院。病初双下肢有皮疹，当时考虑过敏性紫癜，予激素治疗，腹痛缓解，后反复出现腹痛，但未出现皮疹，入院后予激素冲击治疗及环磷酰胺治疗腹痛可缓解。

查体：神志清，反应可，全身无皮疹及出血点，腹平软，剑突下及脐周压痛（+）。

2. 辅助检查

血常规：WBC 33.42×10^9/L，Hb 148 g/L，血小板（PLT）621×10^9/L，CRP 231.8 mg/L。

腹部B超：小肠肠壁增厚。

胃镜：糜烂性胃炎。

结肠镜：未见明显异常。

3. 胶囊内镜检查

空肠、回肠黏膜节段性充血水肿明显，可见节段性环周溃疡伴肠腔狭窄，溃疡表面附有黄白苔，部分溃疡表面可见新鲜出血（图3-26、图3-27）。胶囊可顺利通过部分狭窄肠道，但胶囊运行至15 h 24 min 21 s未通过回盲瓣。

【典型胶囊内镜图谱】

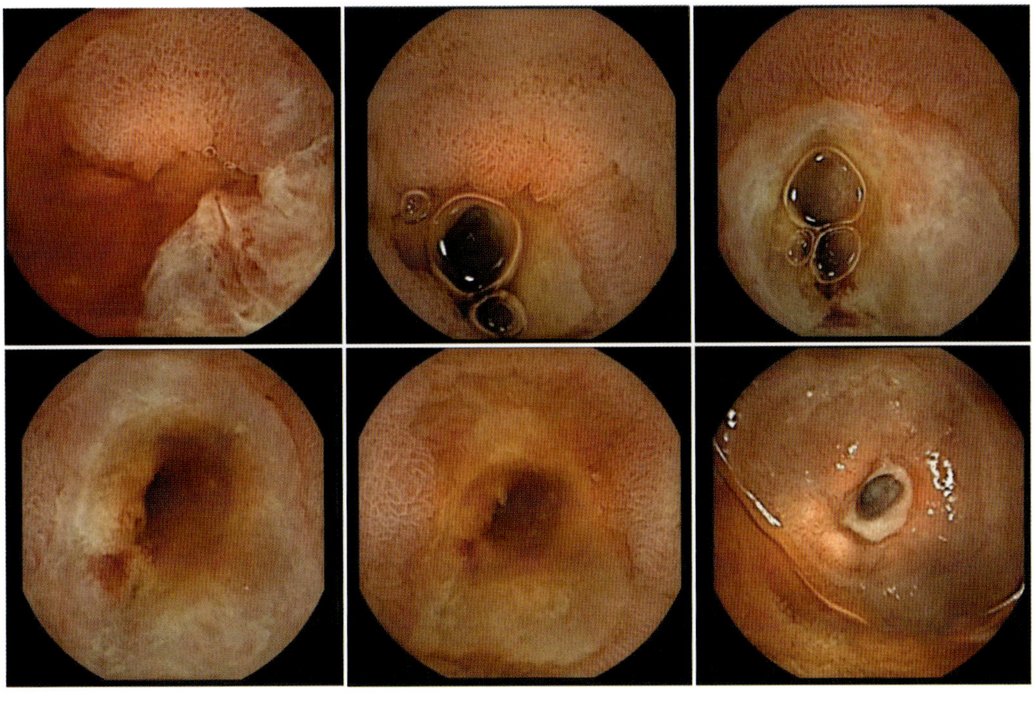

图3-26　空肠，可见多发环形溃疡，基底白苔，周围黏膜充血、水肿，溃疡处肠腔狭窄

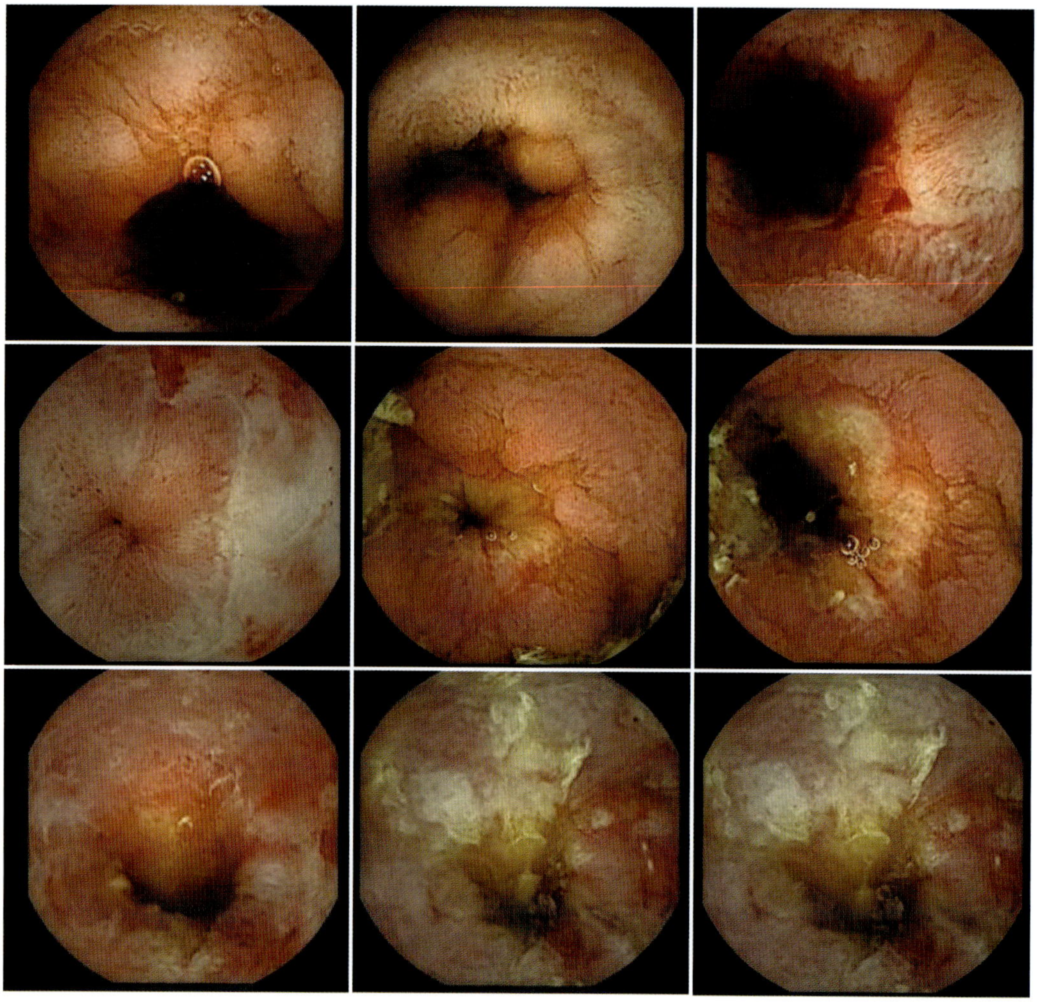

图 3-27 回肠，可见多发溃疡，溃疡处肠腔狭窄

三、与 *SLCO2A1* 基因相关的慢性肠病

与 *SLCO2A1* 基因相关的慢性肠病（chronic enteropathy associated with SLCO2A1 gene，CEAS）是一种罕见病，主要表现为胃肠道持续和隐性出血，慢性和复发性的小肠梗阻及慢性缺铁性贫血，内镜下表现为圆形或椭圆形的浅表性溃疡、狭窄，仅有小肠受累，CRP、ESR 正常。

【典型病例】

1. 病例摘要

患儿 5 岁男童，因“发现贫血 5 年，白蛋白低 5 个月，便潜血阳性 1 个月”入院。患儿贫血，为小细胞低色素性贫血，规律口服铁剂后血红蛋白可升至正常，但铁剂减量或停药后血红蛋白易出现下降，无反复发热、排稀便，无腹痛、便血、腹胀、关节肿痛、皮疹等，无体重下降。

查体：神清，精神可，贫血貌，口唇及睑结膜稍苍白，心肺、腹部及神经系统查体未见异常。

2. 辅助检查

血常规：血红蛋白 77 ～ 104 g/L（为小细胞低色素性贫血）。

血生化：总蛋白 39.1 g/L ↓，球蛋白 13.2 g/L ↓，白蛋白 25.9 g/L ↓；CRP、ESR、肝肾功能正常，尿蛋白阴性。

胃镜、结肠镜未见明显异常。

全外显子组测序提示 *SLCO2A1* 基因复合杂合突变（图 3-28）。

3. 胶囊内镜检查

小肠多发节段性肠腔狭窄，狭窄处可见散在浅溃疡，内镜通过缓慢（图 3-29）。

表型相关核基因组 SNV 列表						
基因名称	基因组位置（GRCh37/hg19）	合子型	cDNA 和蛋白质变异	变异来源	变异评级（ACMG）	关联疾病
SLCO2A1（NM_005630.3）	chr3:133667736	杂合子	c.940＋1G>A（p.?）	父亲	致病性	1. 原发肥厚性骨关节病 2（AR） 2. 肥大性骨关节病，原发常染色体显性遗传（AD）
SLCO2A1（NM_005630.3）	chr3:133692594	杂合子	c.310G>A（p.Gly104Arg）	母亲	可疑致病性	1. 原发肥厚性骨关节病 2（AR） 2. 肥大性骨关节病，原发常染色体显性遗传（AD）

图 3-28　全外显子组测序

【典型胶囊内镜图谱】

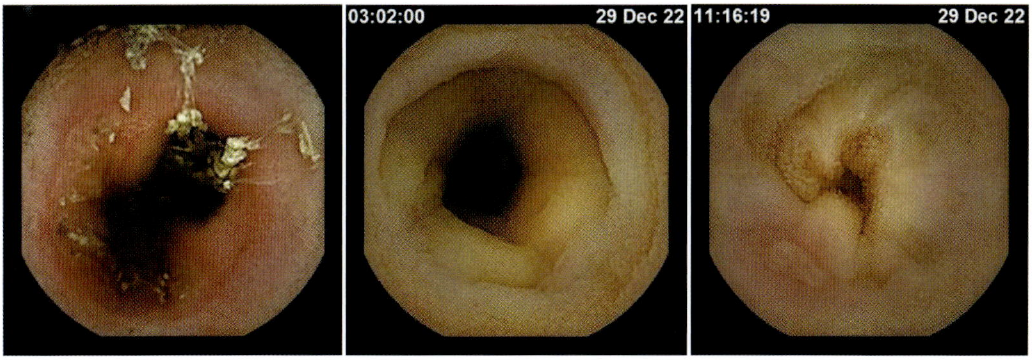

图 3-29　小肠多发节段性肠腔狭窄、浅溃疡

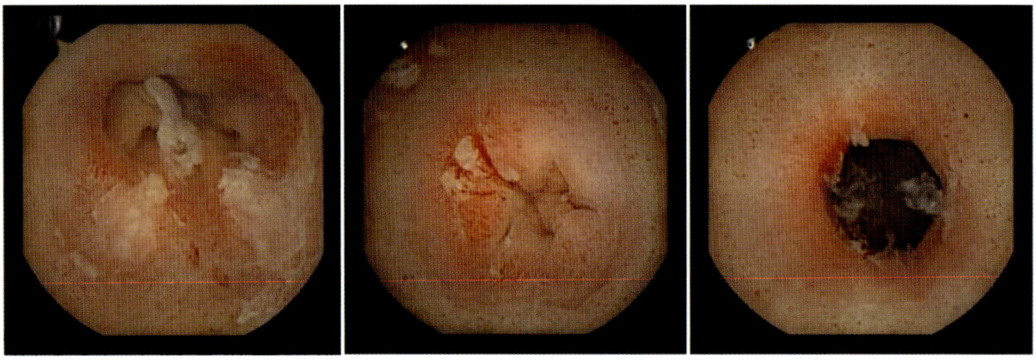

图 3-29 （续）

四、自身免疫性肠病

自身免疫性肠病（autoimmune enteropathy，AIE）是一种病因不明，临床上较为罕见的以小肠黏膜上皮绒毛萎缩为主的自身免疫性疾病。临床特点为顽固性腹泻、重度营养吸收不良、低蛋白血症，病理组织学改变主要是小肠绒毛萎缩、黏膜固有层淋巴细胞浸润、隐窝上皮内凋亡小体增多，血清学可检出抗肠上皮细胞（anti-enterocyte，AE）抗体或抗杯状细胞（anti-goblet cell，AG）抗体。

【典型病例】

1. 病例摘要

患儿女，12 岁，2019 冠状病毒感染 5 天后出现反复顽固性腹泻、腹痛，导致反复脱水、休克、严重电解质紊乱、低蛋白血症、体重明显下降，病程半年。入院后予扩容、补液、纠正电解质紊乱、奥曲肽减少肠液分泌、营养支持等基础治疗。其后考虑自身免疫性肠病，加用激素抗炎治疗，因激素疗效欠佳，故加用他克莫司抑制免疫，英夫利昔单抗定期输注，患儿病情逐渐控制。

2. 辅助检查

自身抗体、抗中性粒细胞胞质抗体（ANCA）、甲状腺功能、G 试验、GM 试验、粪便常规及粪便培养、艰难梭菌、血管炎五项、乳糜泻抗体、IBD 抗体、基因（全外显子）均未见明显异常。

X 线检查：部分肠壁稍增厚、肠腔胀气。

胃镜：十二指肠霜斑样溃疡。

结肠镜：回肠末段、回盲部、升结肠、横结肠、降结肠、乙状结肠黏膜散在分布沿血管走行红斑糜烂，直肠黏膜可见类似病变。

病理检查：见图 3-30。

3. 胶囊内镜检查

十二指肠、空、回肠肠绒毛稀疏、低平，偶见红斑。提示小肠绒毛萎缩，非特异性小肠炎（图 3-31）。

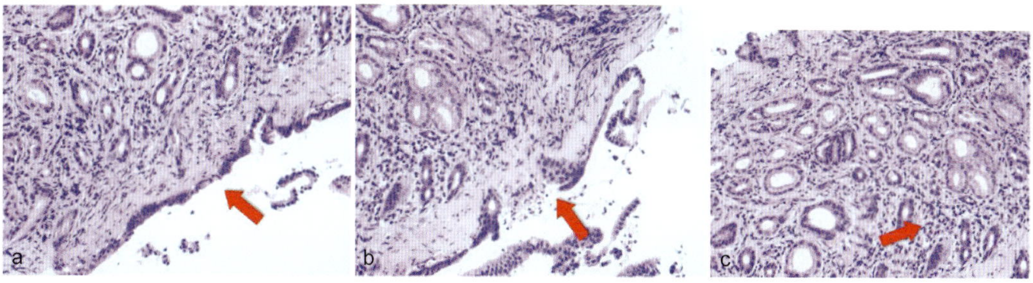

图 3-30　病理检查。**a.** 回肠末端及结肠可见绒毛钝化、扁平、消失；**b.** 绒毛萎缩、脱落；**c.** 缺乏杯状细胞，较多嗜酸性粒细胞浸润

【典型胶囊内镜图谱】

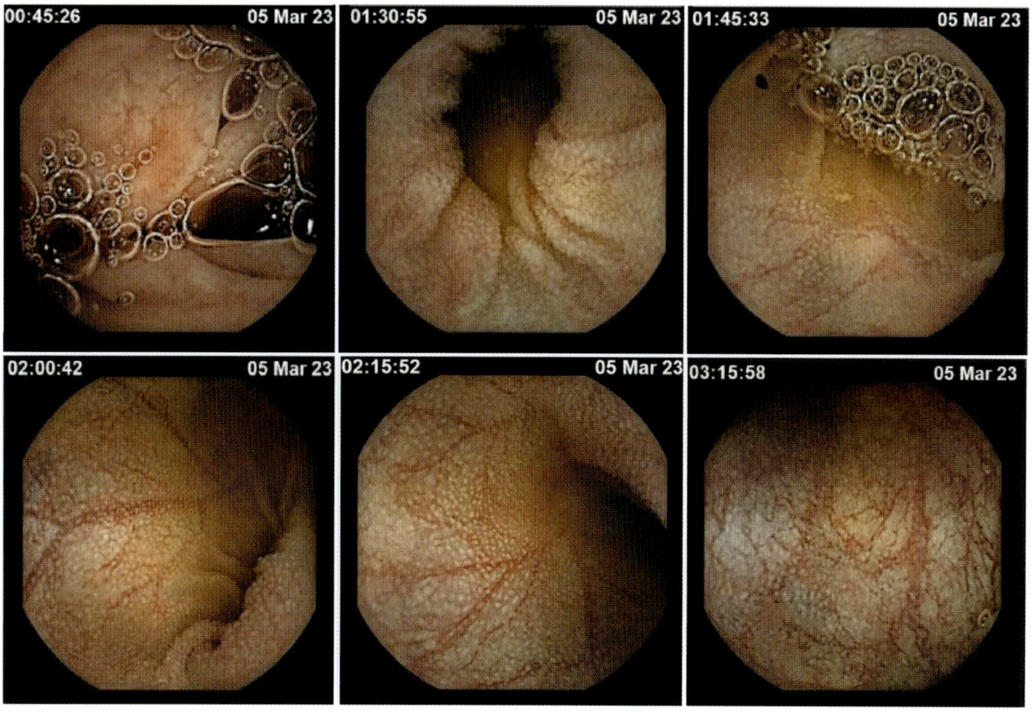

图 3-31　小肠绒毛萎缩

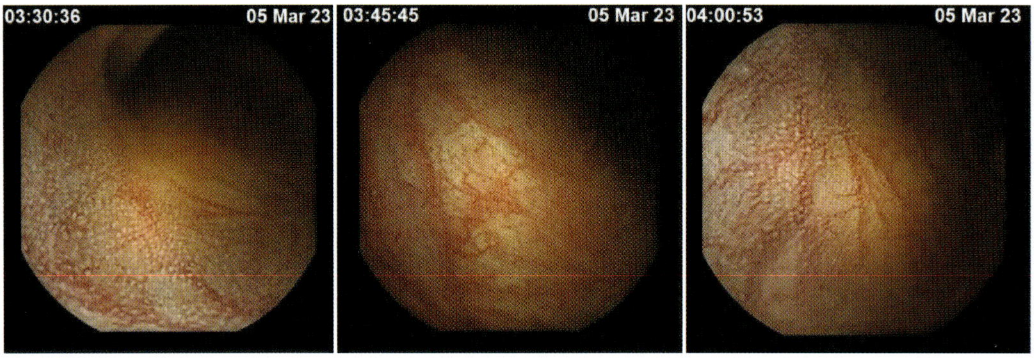

图 3-31 （续）

五、乳糜泻

乳糜泻又称麸质敏感性肠病，由遗传易感者对膳食麸质及相关蛋白的自身免疫应答引起，以小肠病变和麸质特异性抗体阳性为特征。典型胃肠道症状有慢性腹泻、腹胀、腹痛、厌食等，合并体重不增、生长发育迟缓、慢性贫血等。内镜下可见小肠绒毛低平，病理提示广泛绒毛萎缩、大量淋巴细胞浸润。

【典型病例】

1. 病例摘要

患儿 3 岁男童，因“反复排稀便 2 年余”入院，大便 4 ～ 5 次 / 日，为稀水样便，无黏液脓血。

查体：体重 11 kg（＜第 3 百分位数），轻度贫血貌，心肺、腹部及神经系统查体未见异常。

2. 辅助检查

血常规：血红蛋白 92 g/L（小细胞低色素性贫血）。

乳糜泻抗体：tTG IgA 10 倍以上升高（表 3-1）。

胃镜：十二指肠黏膜水肿。

病理检查：十二指肠球部、降段黏膜慢性炎症（图 3-32）。

3. 胶囊内镜检查

小肠绒毛低平、萎缩，呈贝壳样、马赛克样表现（图 3-33）。

表 3-1　乳糜泻抗体检查结果

抗体	结果（RU/ml）	参考范围（RU/ml）
抗麦胶蛋白抗体 IgA	12.89	＜ 25
抗麦胶蛋白抗体 IgG	1.73	＜ 25
抗组织谷氨酰胺转移酶抗体 IgA	366.09 ↑	＜ 20
抗组织谷氨酰胺转移酶抗体 IgG	阴性	阴性

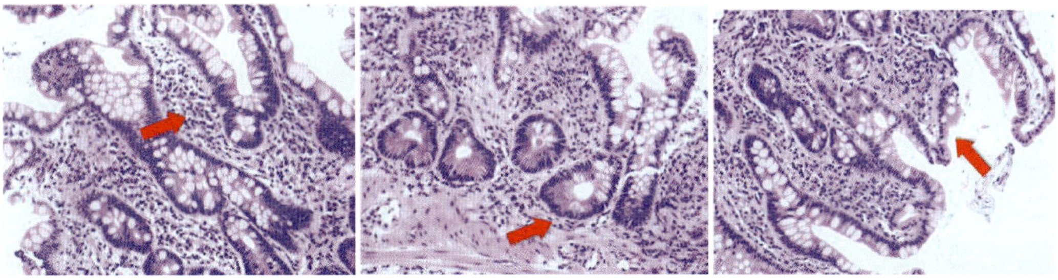

图 3-32　病理检查。**a.** 淋巴细胞数量增加；**b.** 隐窝深度增加；**c.** 绒毛萎缩

【典型胶囊内镜图谱】

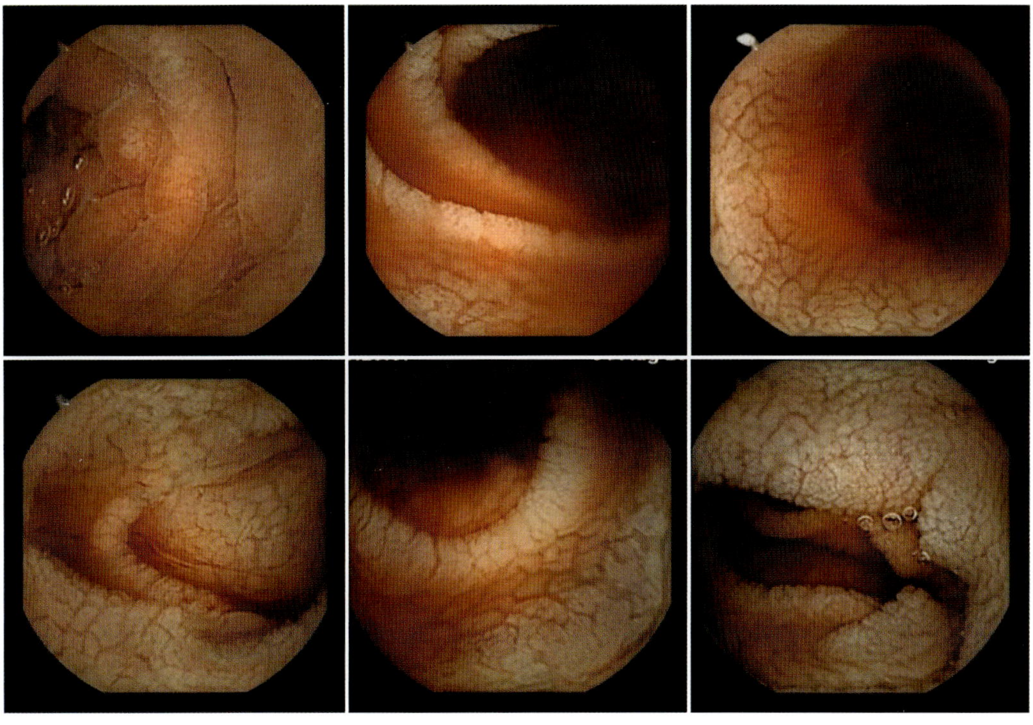

图 3-33　小肠贝壳样、马赛克样表现

六、药物超敏反应综合征

【典型病例】

1. 病例摘要

患儿1岁5个月女童，因“皮疹19天，咳嗽10天，发热3天”入院。病初误服蚊香液后出现意识障碍，考虑急性呼吸窘迫综合征、重症肺炎，急性拟除虫菊酯类杀虫剂中毒、中毒性脑病、右侧气胸、纵隔积气，住院过程中逐渐出现皮疹，伴腹泻明显（水样便）。

查体：体重11 kg（＞8 kg），面色欠佳，面部、躯干、四肢密集分布浸润性红斑，红斑基础上可见针尖至粟粒大小丘疹、散在抓痕及鳞屑。轻微吸气性三凹征，双肺少许粗湿啰音，全腹软，全腹部无按压哭吵及肌紧张。

2. 辅助检查

大便常规：WBC 2～4/Hp，脂肪球＋＋，隐血（＋）。

大便培养、大便艰难梭菌检查阴性。

3. 胶囊内镜检查

空、回肠黏膜绒毛低平，散在分布多个椭圆形或圆形阿弗他溃疡。空肠可见散在沿血管分布糜烂。结肠可见散在分布多个阿弗他溃疡（图3-34—图3-36）。

【典型胶囊内镜图谱】

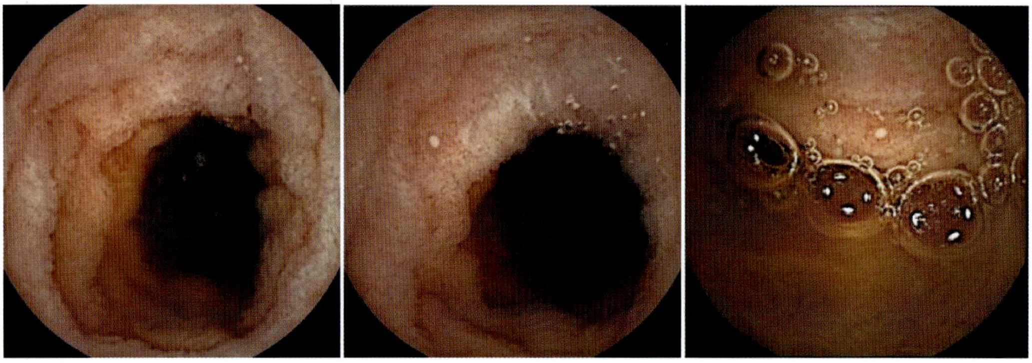

图3-34 空肠，绒毛低平，散在阿弗他溃疡

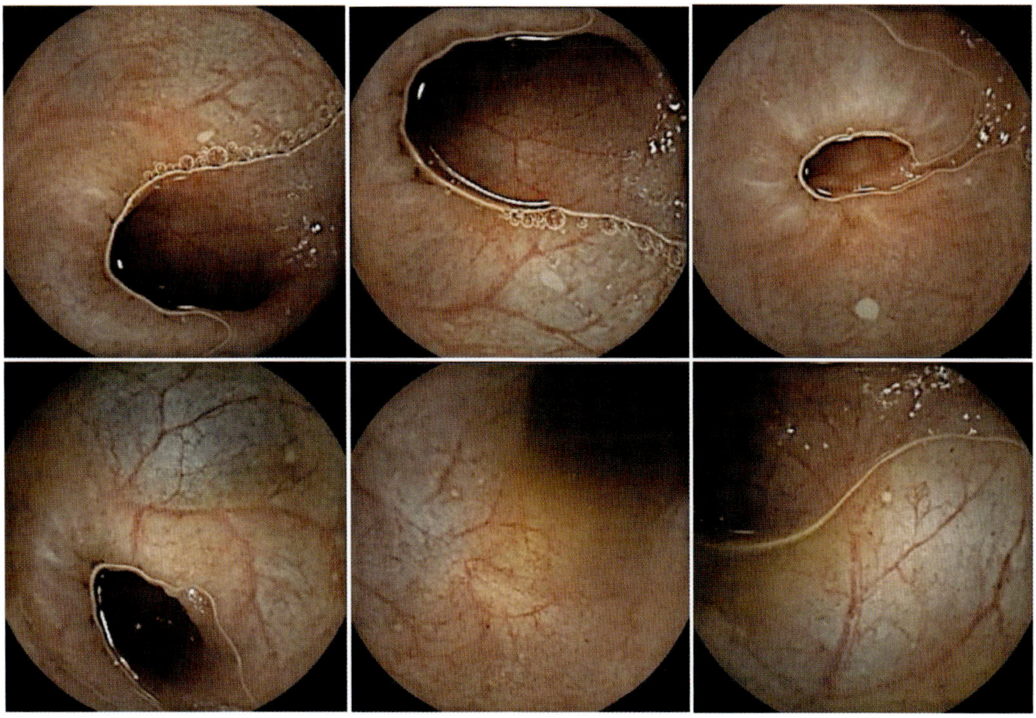

图 3-35　回肠，绒毛低平、散在阿弗他溃疡

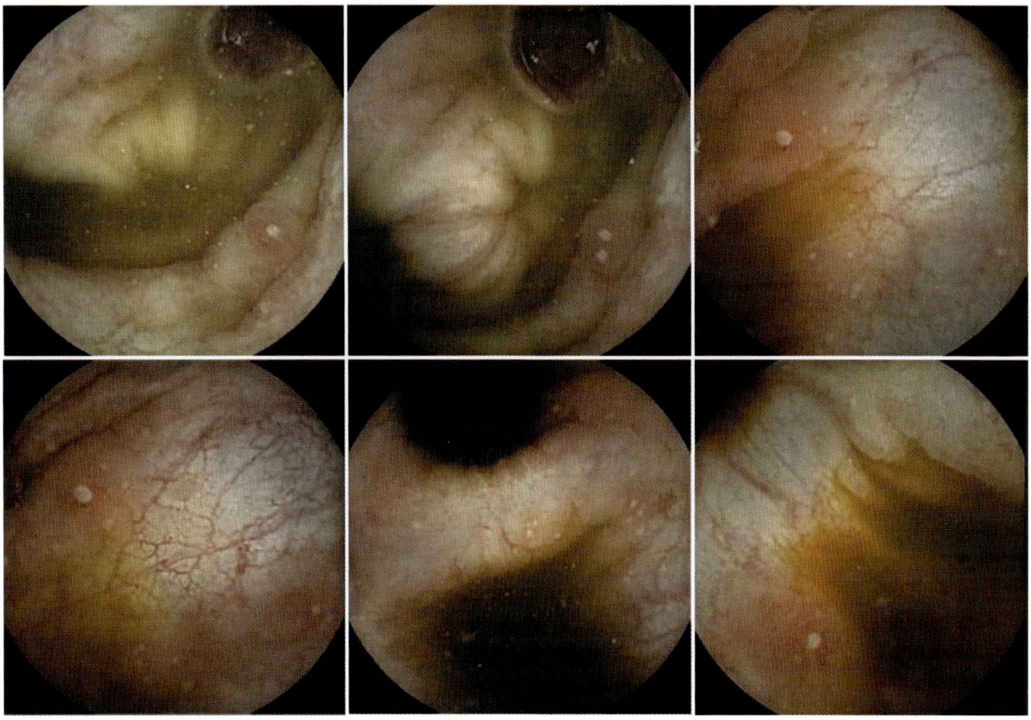

图 3-36　结肠，多发阿弗他溃疡

七、移植物抗宿主病（GVHD）

【典型病例】

1. 病例摘要

患儿 3 岁男童，因“腹泻 2 个月”入院。患儿入院前 1 年因再生障碍性贫血行造血干细胞移植，其后规律服用免疫抑制剂（泼尼松、他克莫司）。

查体：一般情况可，全腹软，全腹部无压痛、反跳痛及肌紧张。

2. 辅助检查

大便常规：隐血（+）。大便培养、大便艰难梭菌检查均阴性。

胃镜：糜烂性胃炎，十二指肠球炎（图 3-37 a、b、c）。

结肠镜：直肠结肠炎（图 3-37 d）。

结肠黏膜病理检查：可见隐窝脓肿和隐窝坏死（图 3-37 e、f）。

3. 胶囊内镜检查

十二指肠远端、空肠绒毛稀疏、低平，提示绒毛萎缩（图 3-38）。

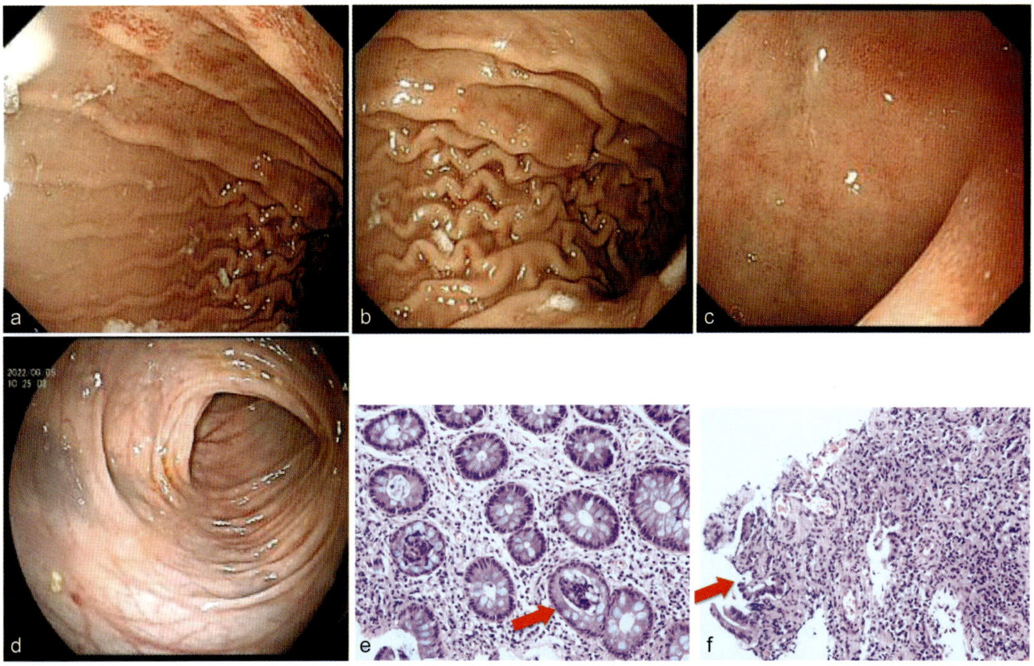

图 3-37 辅助检查。**a**、**b.** 胃镜显示胃体黏膜充血、糜烂；**c.** 胃镜显示指肠球部黏膜充血、糜烂；**d.** 结肠镜显示结肠黏膜点片状充血；**e.** 病理检查显示隐窝脓肿；**f.** 病理检查显示隐窝坏死

【典型胶囊内镜图谱】

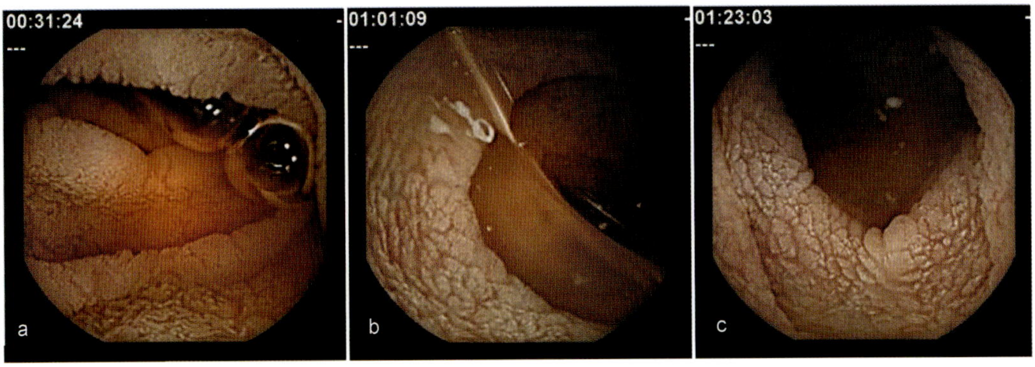

图 3-38　小肠绒毛萎缩。**a.** 十二指肠远端；**b**、**c.** 空肠

第五节　梅克尔憩室

梅克尔憩室（Meckel 憩室）是最常见的消化道先天性异常，起因于卵黄管不完全闭合，导致小肠形成真性憩室。一般没有临床症状，但可能被偶然发现，也可能出现多种临床表现，包括消化道出血、腹痛、肠梗阻等。含有异位胃黏膜的 Meckel 憩室通常伴有出血。无异位胃黏膜的 Meckel 憩室可能一直无症状，也可能有非出血性症状，例如肠梗阻或憩室炎症（Meckel 憩室炎）且可能伴有穿孔。胶囊内镜下的典型表现可见不同形态的双腔征。

【典型病例】

1. 病例摘要

患儿 8 岁男童，因“暗红色血便 3 天”入院。

查体：贫血貌，全腹软，无压痛，无反跳痛及肌紧张。

2. 辅助检查

Hb 83 g/L，胃镜正常，腹部彩超未见异常。

腹腔镜手术后证实在距回盲部 50 cm 左右，回肠近对系膜缘有一梅克尔憩室，呈指状突起，长约 3 cm，直径 1.5 cm，有独立的血供（图 3-39）。术后病理检查见图 3-40。

3. 胶囊内镜检查

在回肠见双腔征，提示梅克尔憩室可能（图 3-41）。其他患儿不同形态的双腔征见图 3-42。

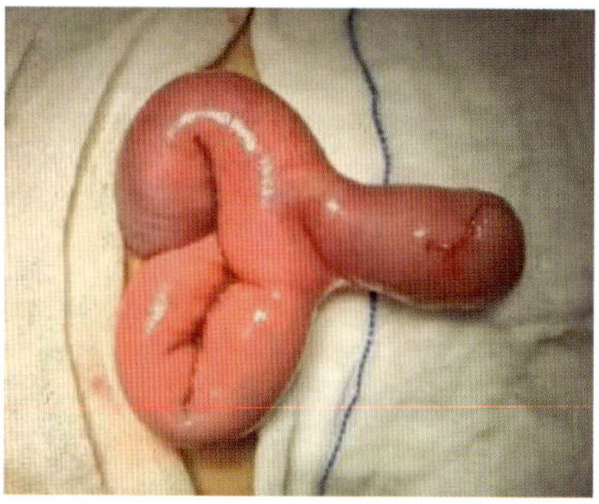

图 3-39　梅克尔憩室手术图片

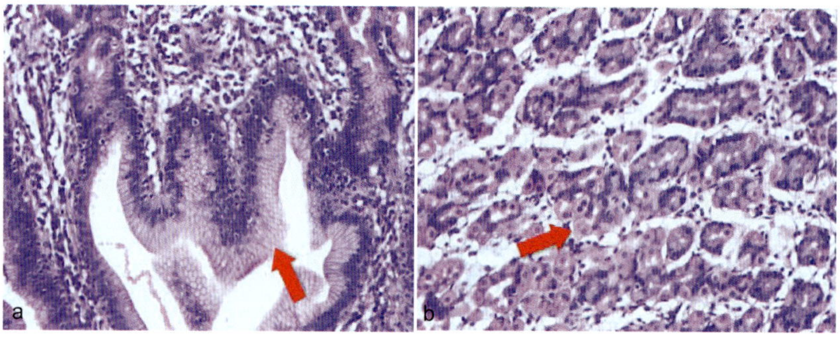

图 3-40　病理检查。a. 憩室表面肠黏膜；b. 憩室异位胃黏膜

【典型胶囊内镜图谱】

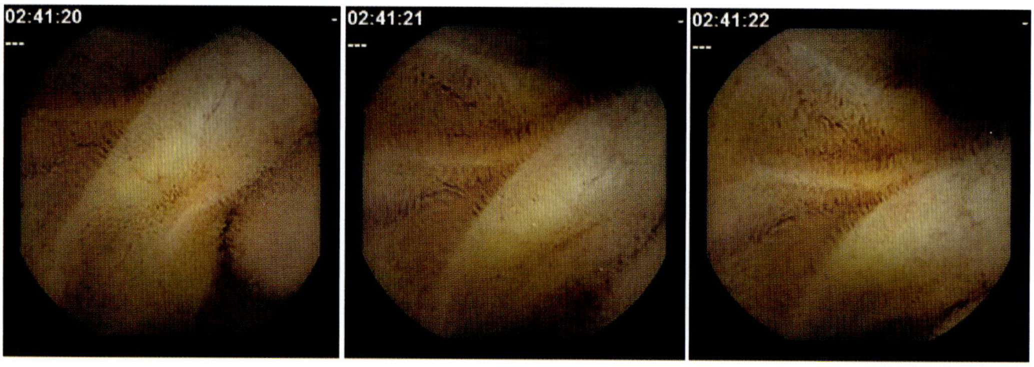

图 3-41　病例中患儿的双腔征

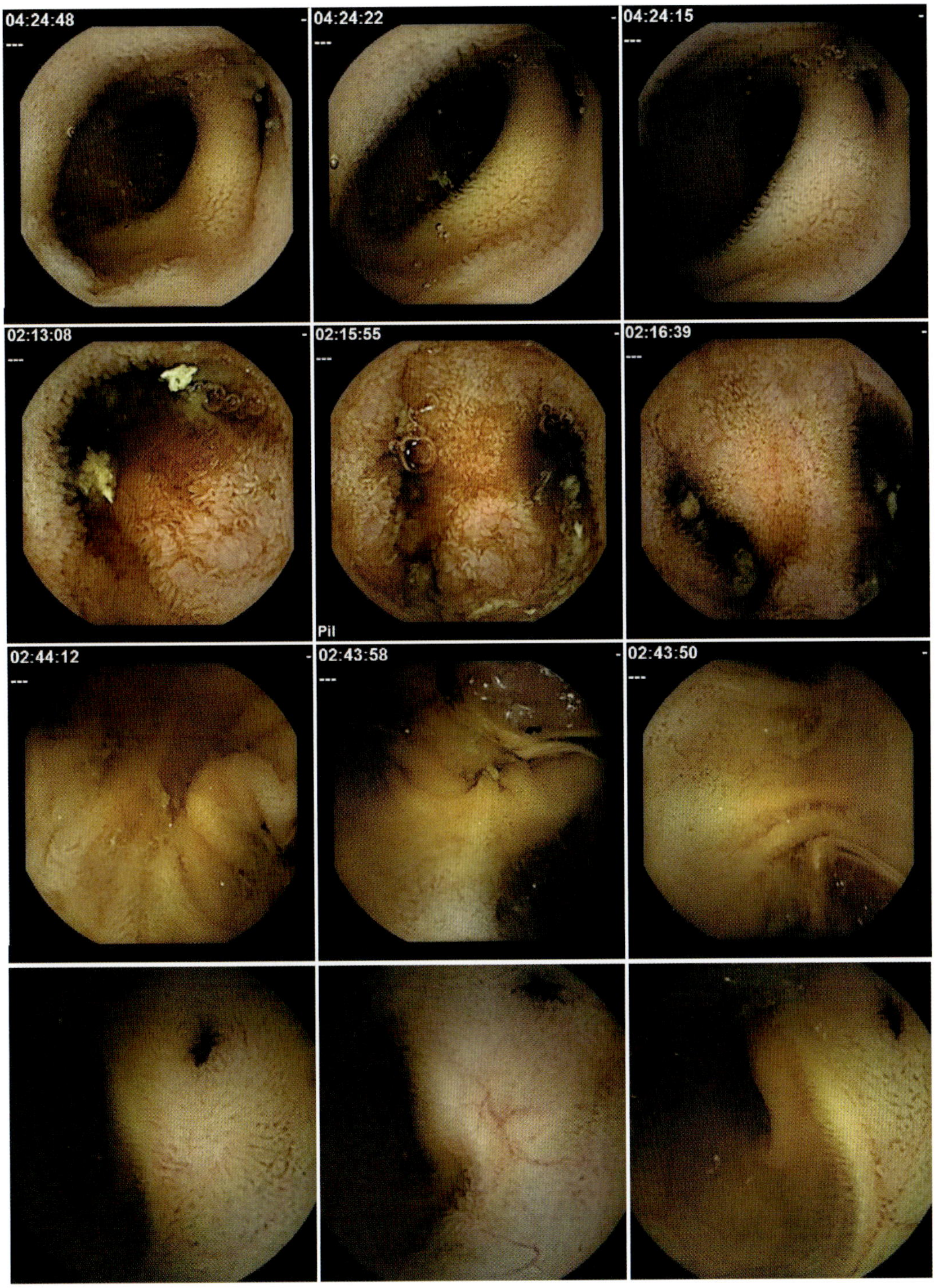

图 3-42　其他患儿不同形态的双腔征

第六节 小肠淋巴管扩张症

主要累及空、回肠，小肠绒毛中央的乳糜管扩张而导致黏膜呈白斑样改变。胶囊内镜下肠黏膜散在片状白斑、黏膜水肿增厚、绒毛苍白，或呈多发白色假性息肉。正常人群中，胶囊内镜也可见小肠淋巴管扩张现象，但多为散发病灶，且没有相关临床表现（如低蛋白血症、水肿、慢性腹泻、腹腔积液、淋巴细胞减少等）。

【典型病例】

1. 病例摘要

患儿10岁男童，因“腹痛、呕吐7天”就诊。患儿1岁时出现全身水肿（右上肢尤甚）、腹泻、低白蛋白血症［白蛋白（ALB）17 g/L］，伴血淋巴细胞比例下降（28%）。第一次住院疑诊小肠淋巴管扩张（当时胃镜、病理检查未见典型扩张淋巴管），起初给予高中链甘油三酯（medium-chain triglyceride，MCT）饮食，其后未正规随访。

查体：体重20 kg，消瘦，右上肢肿胀明显，双肺无湿啰音，心音有力，节律整齐，腹部膨隆，腹软，全腹部轻压痛。

2. 辅助检查

血常规：WBC 6.2×10^9/L，中性粒细胞占比76.6%，淋巴细胞占比16.1%，CRP 0.1 mg/L；白蛋白22.8 g/L；ESR、大小便常规正常。

腹部CT：腹部广泛性小肠肠管增厚、水肿，小肠腹腔积液、扩张。

胃肠道超声：肠壁弥漫性增厚，少量腹腔积液。

胃镜：急性胃黏膜病变，十二指肠炎。

十二指肠降部黏膜病理检查：可见淋巴管扩张，腺体间慢性炎症，绒毛血管扩张充血（图3-43）。

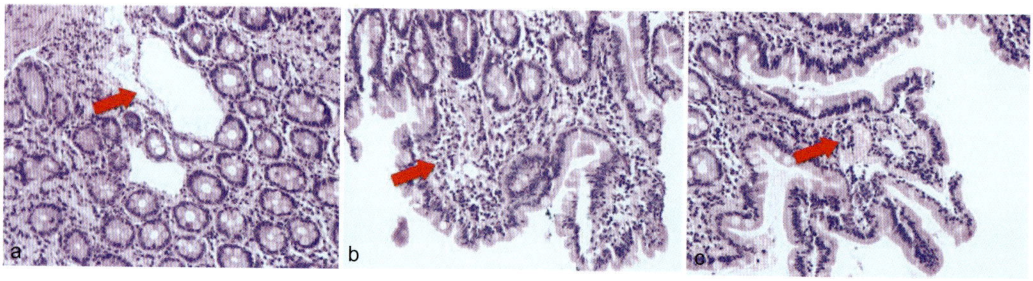

图3-43 十二指肠降部黏膜病理检查。**a.** 淋巴管扩张；**b.** 腺体间慢性炎症；**c.** 绒毛血管扩张充血

3. 胶囊内镜检查

十二指肠绒毛萎缩，黏膜散在白色细小斑片样改变，黏膜未见明显糜烂、溃疡、活动性出血及新生物。空肠、回肠绒毛萎缩，黏膜水肿，黏膜可见大量白色斑片样改变，黏膜未见明显糜烂、溃疡、活动性出血及新生物（图 3-44—图 3-46）。

【典型胶囊内镜图谱】

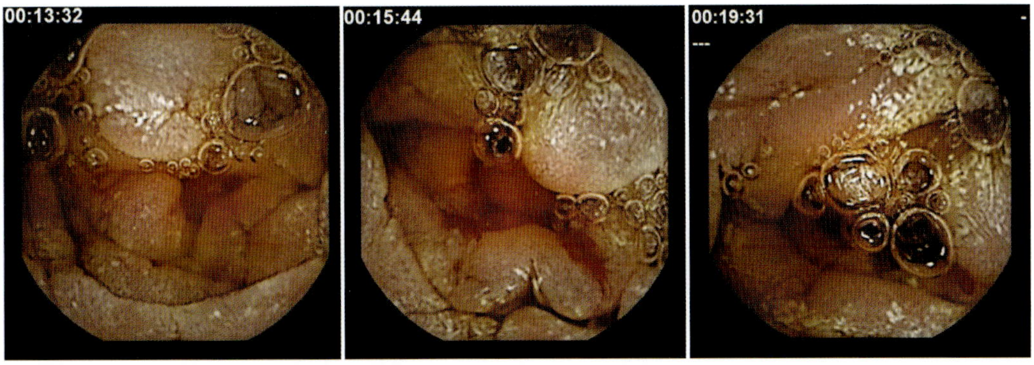

图 3-44　十二指肠，可见黏膜白斑

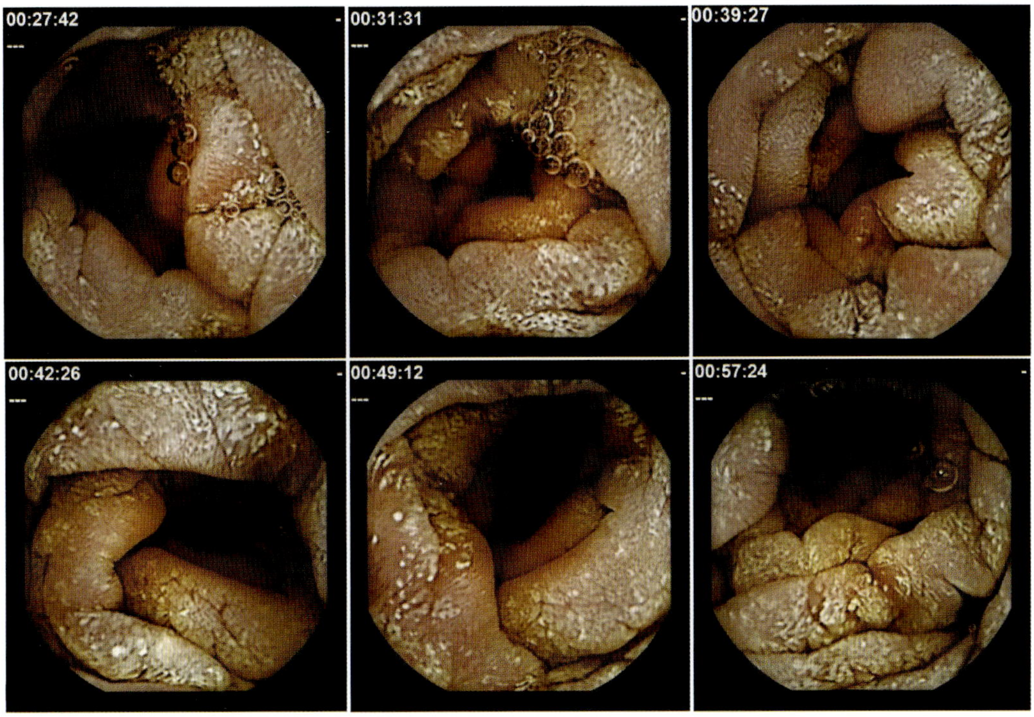

图 3-45　空肠，绒毛萎缩、黏膜水肿，可见白斑

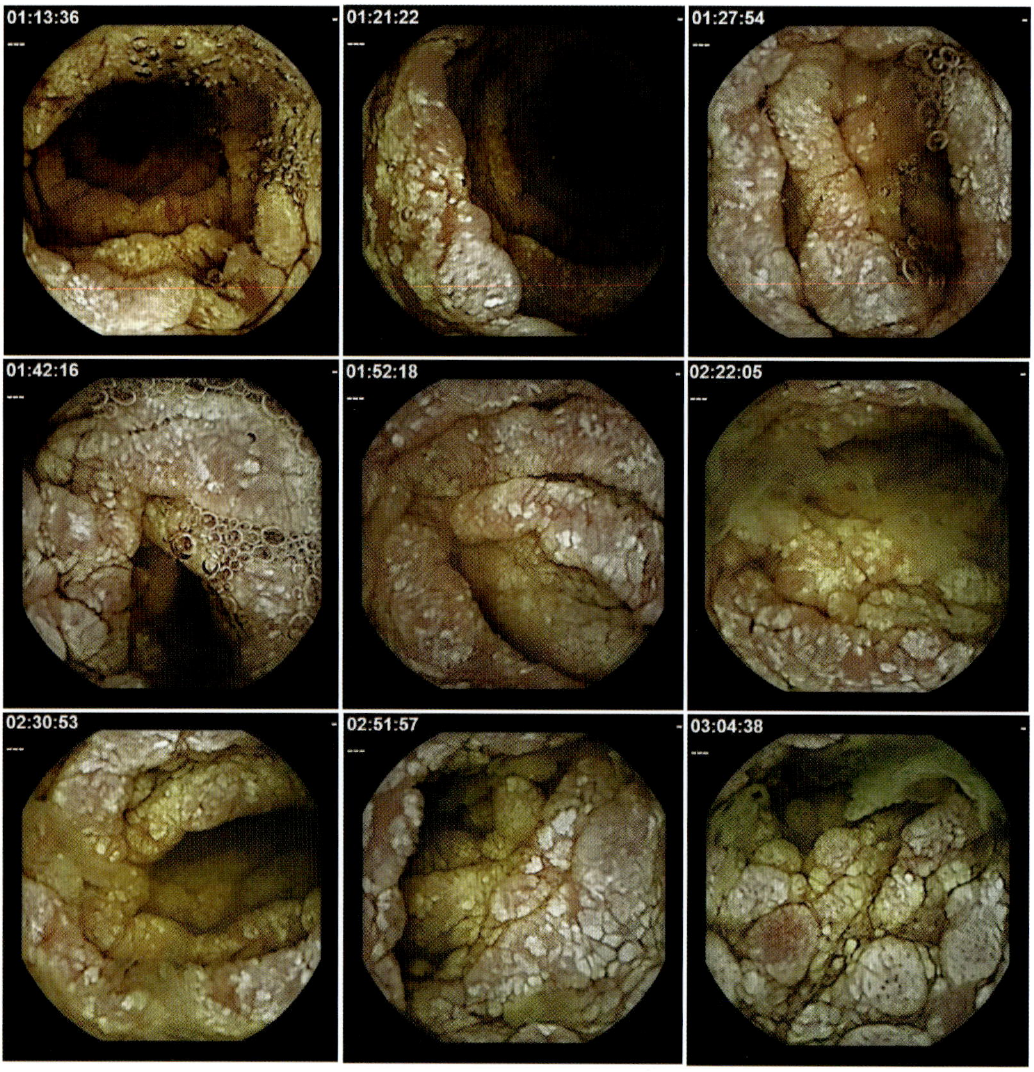

图 3-46 回肠，绒毛萎缩、黏膜水肿，可见白斑

第七节　*PTEN* 错构瘤综合征

PTEN 错构瘤综合征（*PTEN* hamartoma tumor syndrome，PHTS）是一组与 *PTEN* 基因的种系突变有关的相关遗传疾病。它包括如下疾病：Cowden 综合征（CS）、Bannayan-Riley-Ruvalcaba 综合征（BRRS）、巨头-自闭症及所有因 *PTEN* 抑癌基因胚系突变导致临床表现的疾病。

【典型病例】

1. 病例摘要

患儿女，10 岁，因“腹痛、血便 3 天”入院，既往有皮肤血管瘤病史，否认相关家族史。

查体：神志清楚，精神反应可，腹壁及左侧大腿可见萎缩血管瘤。

2. 辅助检查

血常规：WBC 5.51×10^9/L，Hb 71 g/L，PLT 199×10^9/L。

腹部 CT（平扫+增强）：盆腔左侧见异常增粗强化肠管影，炎性改变可能。

胃镜：上消化道黏膜贫血相，胃窦可见多发息肉样增生，十二指肠降部可见散在息肉样增生。

结肠镜：末端回肠近回盲瓣可见弥漫性蓝色血管隆起，形态不规则，黏膜散在糜烂。

全外显子基因：检测到 *PTEN* 基因的 1 个变异（图 3-47）。

3. 胶囊内镜检查

小肠可见多发息肉样隆起，末端回肠多发血管瘤样病变（图 3-48）。

SNV 及 InDel 检测结果

基因	突变位置	基因亚区	HGVS	突变类型	杂合性	变异评级	疾病及遗传方式
PTEN	chr10:87864499-87864499	exonl	NM_000314.8:c.32_35dup:p.N12Kfs*33	frameshift_variant	受检者：杂合 父亲：杂合 母亲：野生型	Likely pathogenic	Cowden 综合征 1 型，AD；Lhermitte-Duclos 病，AD；巨头畸形 / 自闭症综合征，AD；胶质瘤易感 2 型，AD；脑膜瘤，AD

* 表示数据库无收录。参考数据库版本为：Human Genome 38（hg38/GRCh38）。

图 3-47　全外显子基因检测

【典型胶囊内镜图谱】

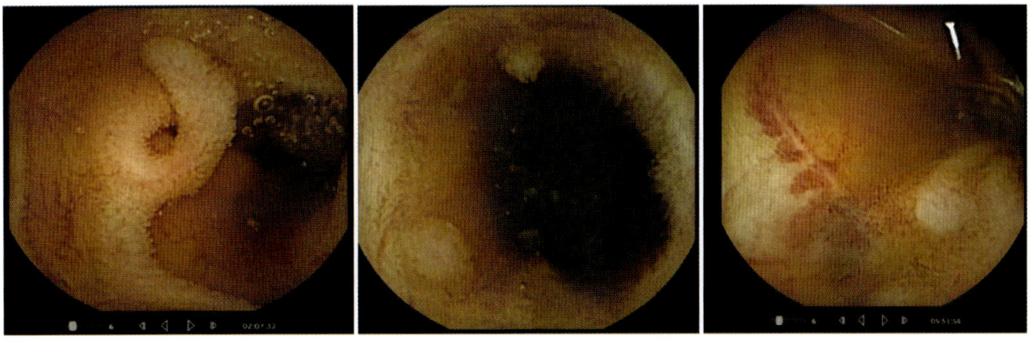

图 3-48　小肠，可见多发息肉样隆起，末端回肠多发血管瘤样病变

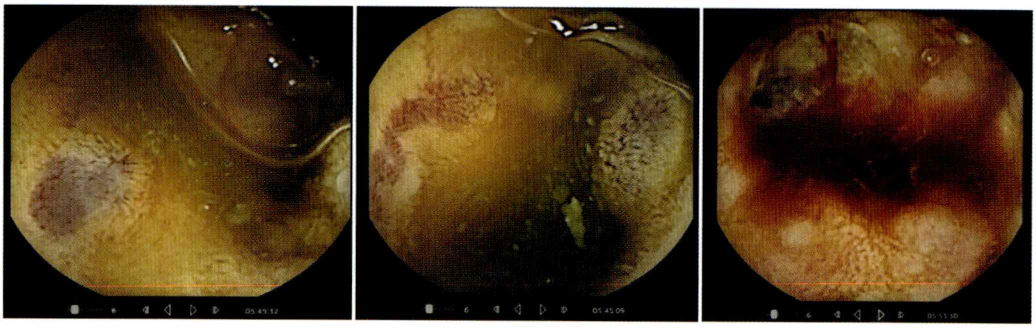

图 3-48 （续）

第八节　黑斑息肉综合征

黑斑息肉综合征（Peutz-Jeghers syndrome，PJS）是一种少见的常染色体显性遗传综合征，特征为胃肠道多发性错构瘤性息肉、皮肤黏膜色素沉着，以及胃肠道和非胃肠道癌症风险增加。基因检测可发现 *STK11* 基因突变。需要定期监测、规律随诊、及时治疗。

【典型病例 1】

1. 病例摘要

患儿 10 岁男童，2 +岁时因肛周脱出物、便血就诊，诊断为黑斑息肉综合征。

家族史：父亲也有口唇、手掌黑斑，有多发性结肠息肉病史。

查体：口唇可见黑斑（图 3-49）。

2. 辅助检查

胃镜：胃、十二指肠多发息肉。

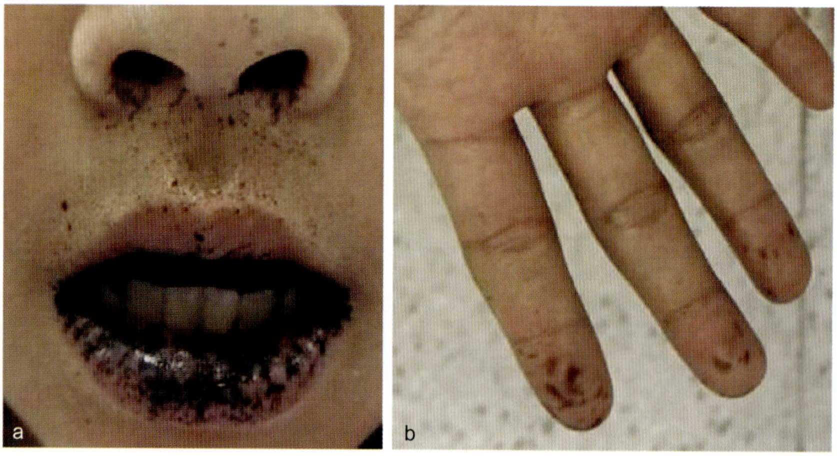

图 3-49　患儿照片。**a.** 口唇黑斑；**b.** 手部黑斑

结肠镜：直肠息肉。

小肠镜：空肠巨大息肉（2 cm×2.5 cm）（图 3-50）。

基因检查：患儿 *STK11* 基因 exon1 杂合缺失（图 3-51）。患儿父亲 *STK11* 基因外显子 1 杂合缺失突变。

3. 胶囊内镜检查

提示空肠巨大息肉（图 3-52）。

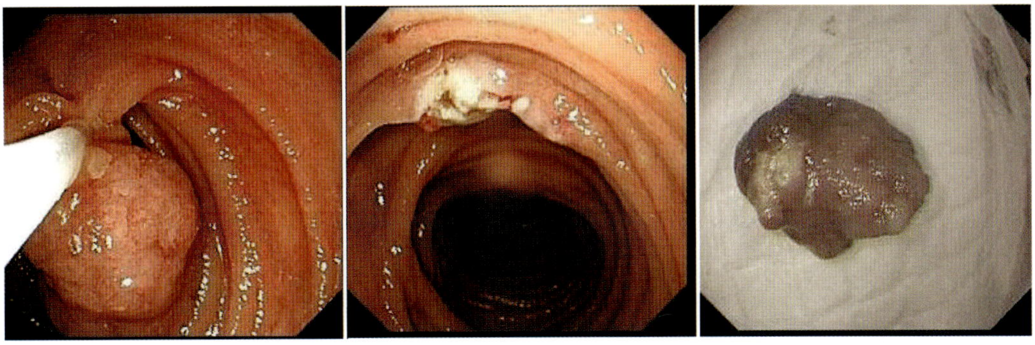

图 3-50　小肠镜下切除巨大息肉

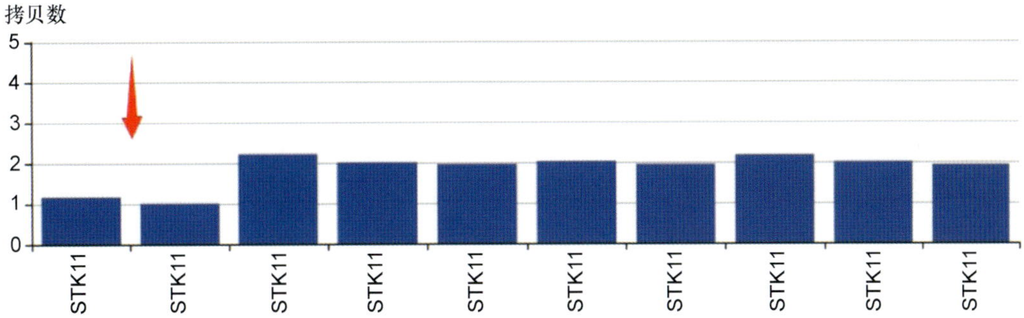

图 3-51　基因检查结果

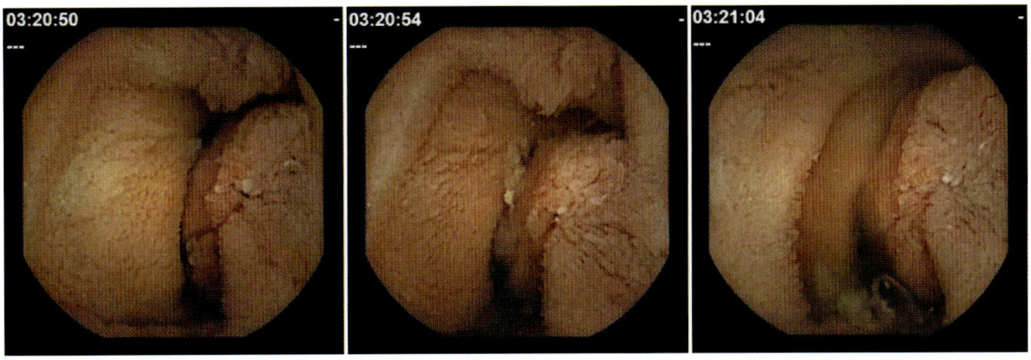

图 3-52　胶囊内镜，空肠见一 2 cm×2.5 cm 大小带蒂息肉，表面发红

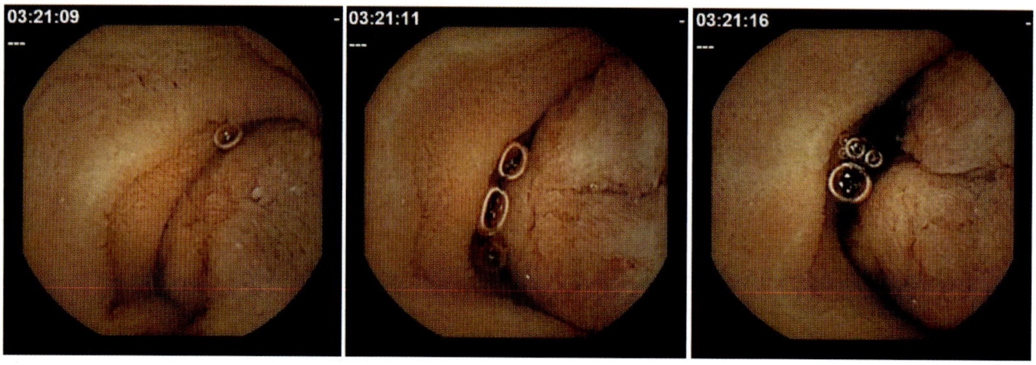

图 3-52 （续）

【典型病例 2】

1. 病例摘要

患儿，女，8 岁，因“口唇黏膜黑斑 4 年”入院。

家族史：否认相关家族史。

查体：神志清，反应可，口唇及口腔黏膜可见散在黑斑。

2. 辅助检查

胃镜：胃多发息肉。

结肠镜：未见明显异常。

基因检查：患儿 *STK11* 基因有 1 个杂合突变：c.907_915dup 杂合突变（图 3-53）。

3. 胶囊内镜检查

空肠、回肠可见多发息肉样隆起（图 3-54、图 3-55）。

基因	染色体位置	转录本外显子	核苷酸氨基酸	纯合 / 杂合	正常人频率	预测	ACMG 致病性分析（分值）	疾病 / 表型（遗传方式）	变异来源
STK11	chr19:1222000-1222001	NM_000455.5；exon 7	c.907_915dup（p.Ile303_Gln305dup）	het	—	—	Likely pathogenic	1. {皮肤恶性黑色素瘤，1 型}（SMu） 2. 胰腺癌（AD，SMu） 3. 睾丸肿瘤，体细胞（—） 4. 色素沉着息肉综合征（AD）	自发

图 3-53 基因检查结果

【典型胶囊内镜图谱】

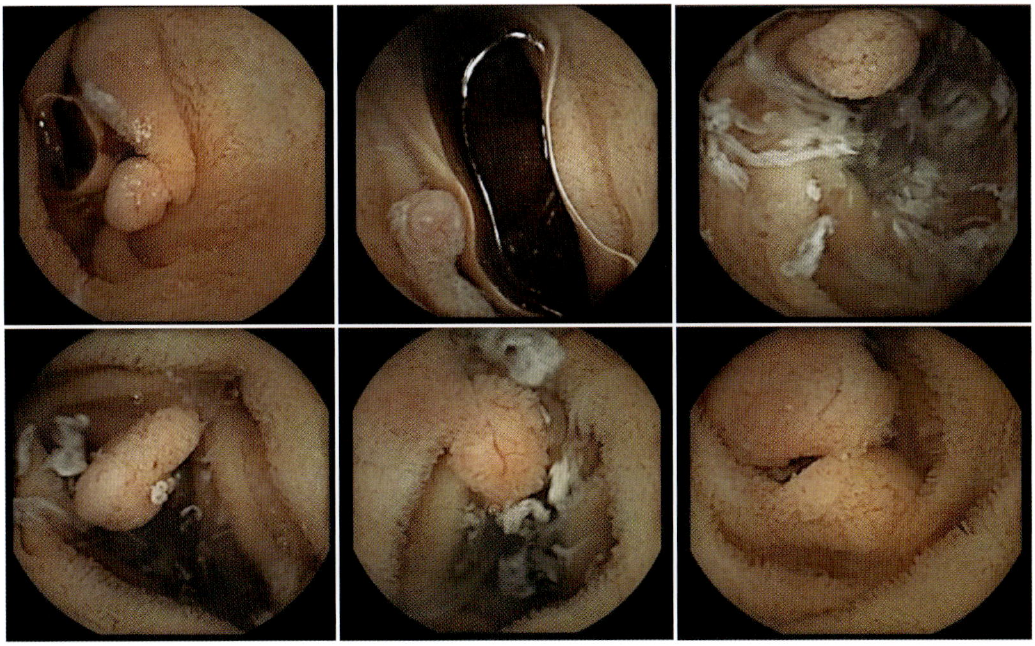

图 3-54　空肠，可见多发息肉，部分有蒂，表面发红

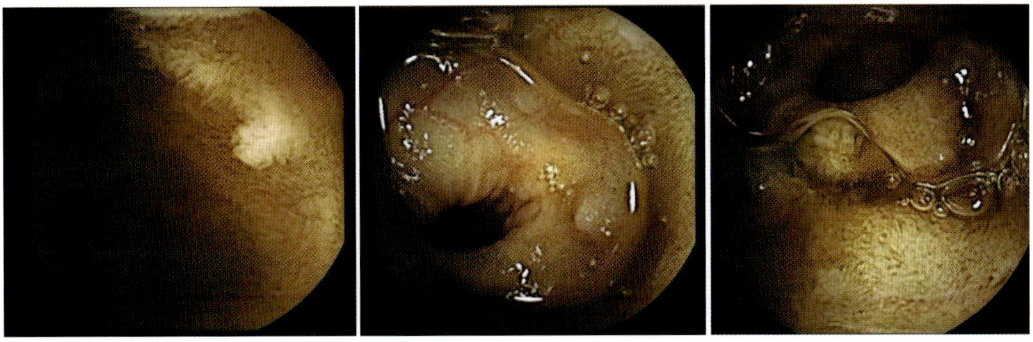

图 3-55　回肠，可见多发息肉样隆起

第九节　巨细胞病毒性肠炎

CMV 是一种双链 DNA 病毒，胃肠道是 CMV 感染的常见部位，它具有不同的临床表现并且导致较高的死亡率，其中以感染结肠最为常见，小肠部位的感染少见。主要症状包括胃肠道出血（便血多于黑便）、腹痛、腹泻和发热等。内镜下可表现为黏膜

充血水肿，伴有糜烂、溃疡形成。CMV 肠炎多见于免疫缺陷、IBD 患者，且以结肠为主。免疫功能正常但应用激素及免疫抑制剂的儿童同样应注意 CMV 等机会致病性病原感染。

【典型病例】

1. 病例摘要

患儿男，9 岁，因“间断皮疹 1 个月，腹痛、便血 20 余天”入院。病初明确诊断为过敏性紫癜（皮肤型、腹型），使用糖皮质激素治疗后腹痛、便血好转 1 周后，又出现大量便血。内科治疗后出血不止，行手术切除部分小肠。

查体：贫血貌，肠鸣音活跃，腹软，脐周压痛，无反跳痛及肌紧张。

2. 辅助检查

血常规：WBC 6.14×10^9/L，中性粒细胞计数 4.25×10^9/L，Hb 66 g/L，PLT 239×10^9/L。

腹部超声：下腹部分小肠肠壁增厚，远端回肠为著，伴局部溃疡形成。

手术病理检查：送检小肠黏膜层广泛水肿呈多结节样，伴弥漫性急慢性炎细胞浸润，并见多发溃疡形成，黏膜下层疏松、水肿，小–中等大血管及淋巴管显著增生并扩张，可见血管炎，部分小血管腔内及间质内见较多巨细胞包涵体，散在分布，免疫组化显示 CMV（+），考虑为巨细胞病毒感染相关性肠炎（图 3-56）。

3. 胶囊内镜检查

小肠黏膜可见充血水肿伴出血、糜烂及溃疡（图 3-57）。

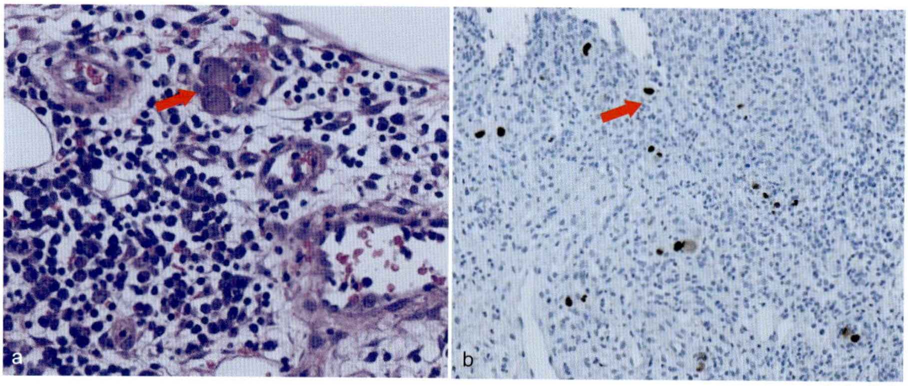

图 3-56　病理检查。**a.** 巨细胞包涵体和淋巴细胞浸润；**b.** 免疫组化显示 CMV（+），箭头示阳性细胞

【典型胶囊内镜图谱】

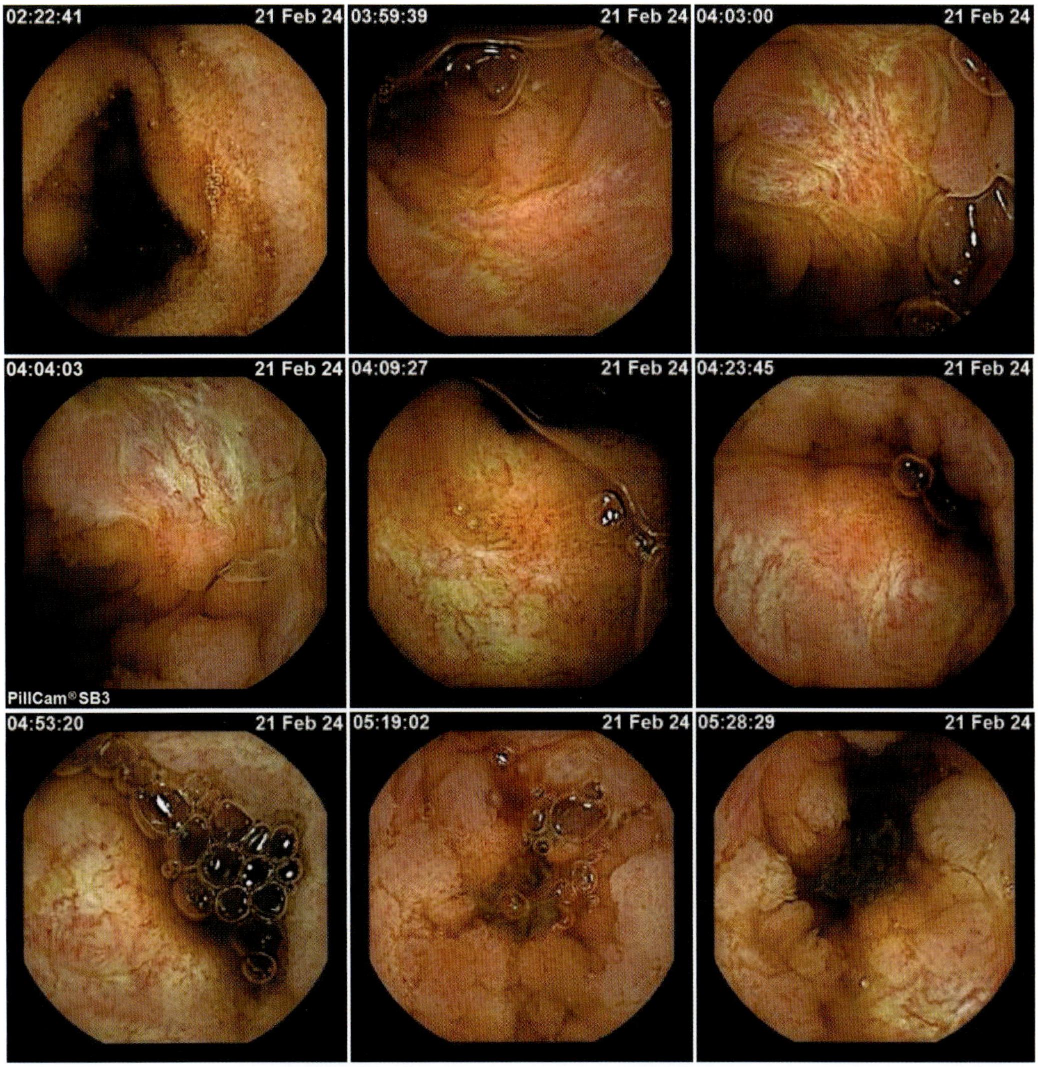

图 3-57　小肠，黏膜充血水肿，伴糜烂及溃疡

第十节　小肠寄生虫感染

肠道寄生虫感染导致的消化道症状包括腹部不适、厌食、恶心、呕吐、腹泻等非特异性症状，严重者患儿会出现贫血、营养不良、发育迟缓，甚至认知障碍等症状。部分患儿外周血嗜酸性粒细胞增多。

典型胶囊内镜下小肠蛔虫表现：可见活体蛔虫虫体，圆柱形，似蚯蚓状，体表有横纹。

【典型病例】

1. 病例摘要

患儿 12 岁男童，因“反复腹痛 3 个月”入院。

查体：一般情况可，全腹软，脐周轻压痛，无反跳痛及肌紧张。

2. 辅助检查

胃镜可见慢性浅表性胃炎。全消化道造影、腹部彩超、钙卫蛋白未见异常。

3. 胶囊内镜检查

小肠寄生虫（蛔虫）（图 3-58）。

【典型胶囊内镜图谱】

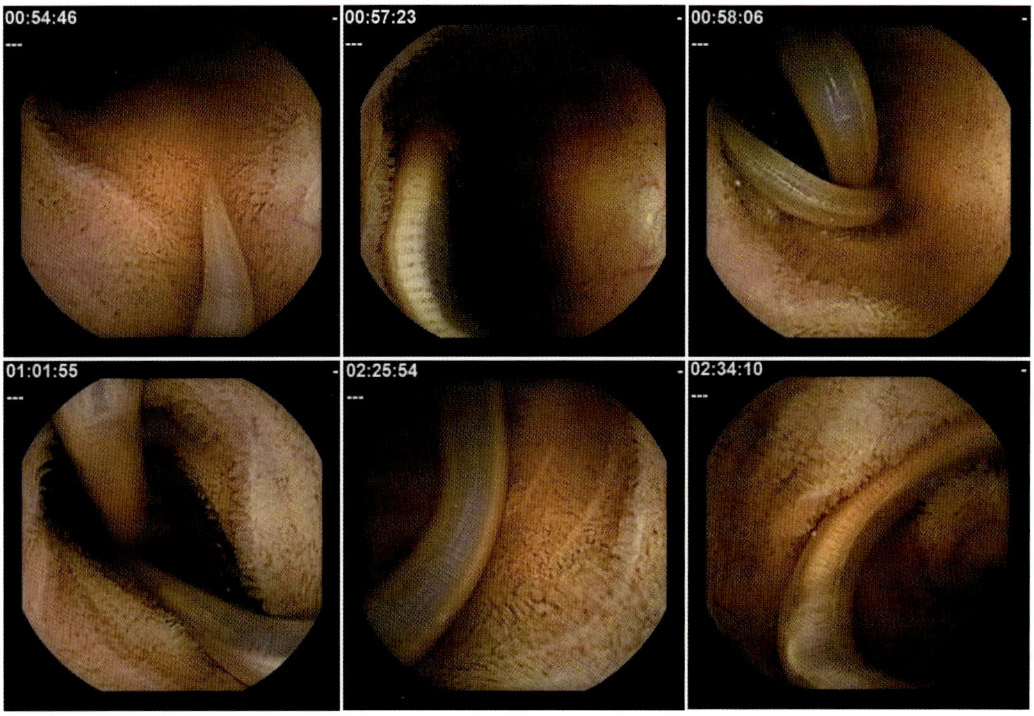

图 3-58 小肠蛔虫

第四章

小肠胶囊内镜阅片软件简介和阅片过程

一、PillCam 阅片软件简介

（一）软件特点

1. 安装灵活，兼容 Windows 10 系统

- 同一家医院，同一个序列号可以用于多台电脑。
- Reader 软件可以居家使用。

2. 提高效率

- Top 100 功能（图 4-1）：利用红色和褐色血液特征筛选出 100 张图片。
- 更新的定位算法：可区别新鲜、陈旧出血、血凝块等。

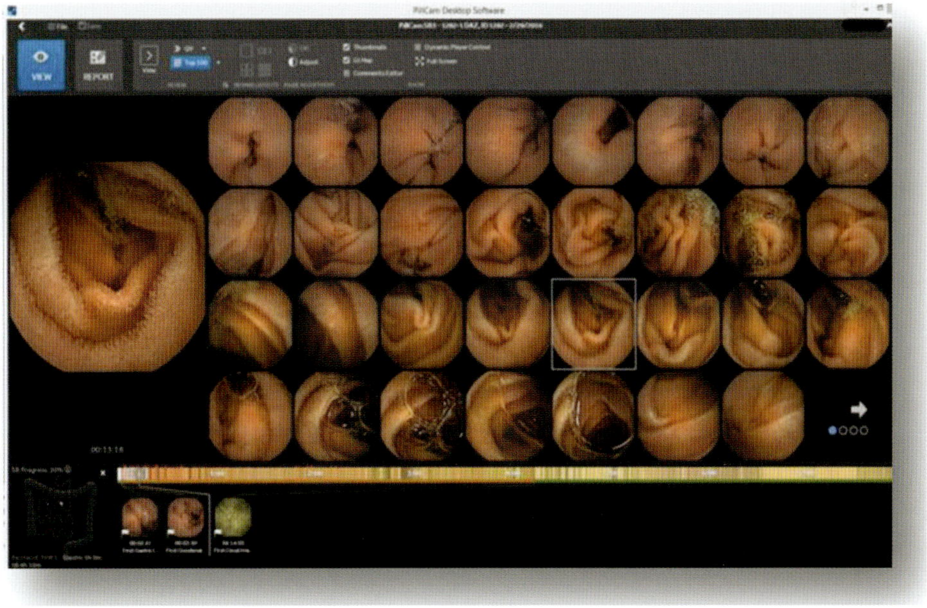

图 4-1　Top 100 功能

3. 简洁明了

- 胃肠道图（GI MAP）已更新。
- 简洁清晰的胶囊路径（图 4-2）。
- 除去胶囊移动速度波峰功能，由动态播放空间来替代。

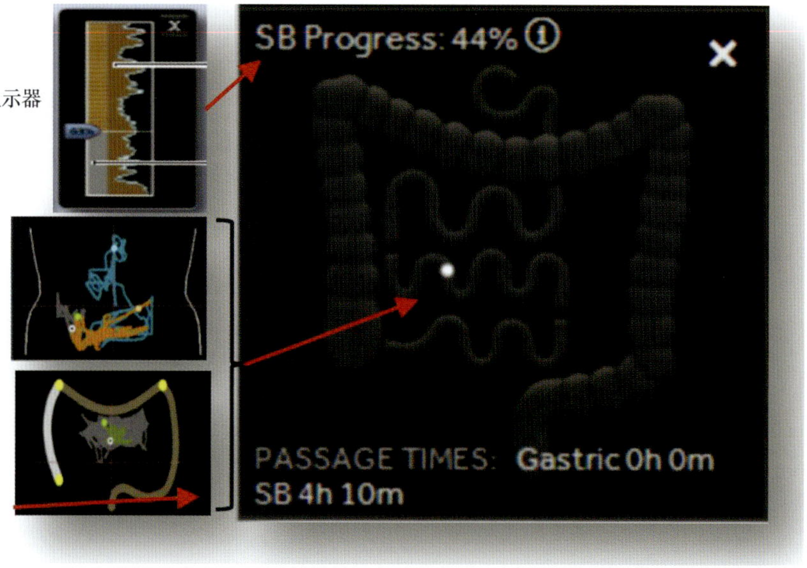

图 4-2 胶囊路径

（二）常用功能简介

1. “首页”屏幕（图 4-3）

- 患者登记：收治患者并初始化 PillCam 记录仪。
- 记录仪下载：从 PillCam 记录仪下载数据并通过这些数据创建 PillCam 录像。
- 查看案例：查看录像并允许解读和生成胶囊内镜报告。

  案例管理器：可打开、搜索、排序、删除和导出所有案例。

  打开录像：浏览已保存的 PillCam Desktop 录像。

  最近录像：显示最近查看过的 PillCam Desktop 录像。
- 工具：检查给药方案管理器 / 设置 / 图谱 / 删除录像。
- 帮助：提供 PillCam 胶囊内镜操作和软件的快速参考。
- 退出：关闭软件。

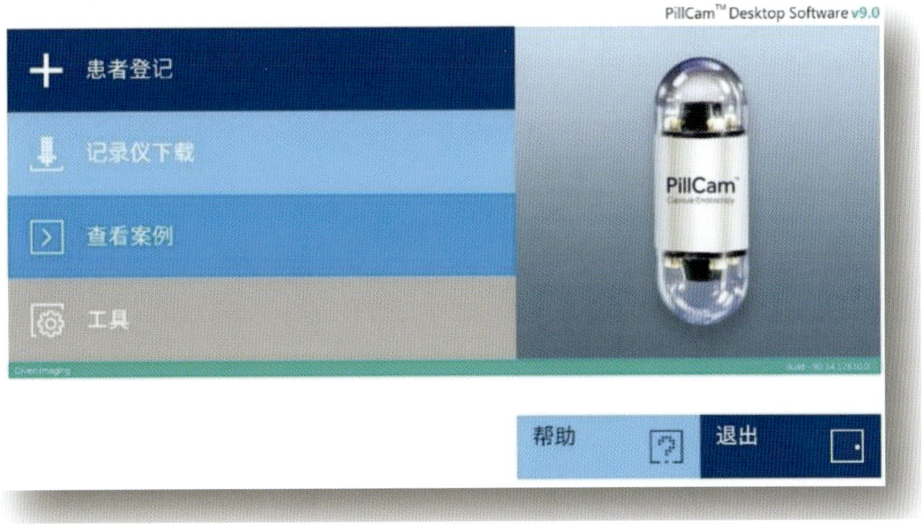

图 4-3　“首页”屏幕

2. PillCam Desktop“视图”屏幕（图 4-4）

（1）视图

- 视图：标准审查模式。
- QV：QuickView 模式（快速查看模式）。向阅片者显示根据评分算法确定最具有临床相关性的图像（默认显示视频的 10%，也可以调整显示比例），以快速获取视频重点，收集初步诊断结果，有助于缩短阅读时间。

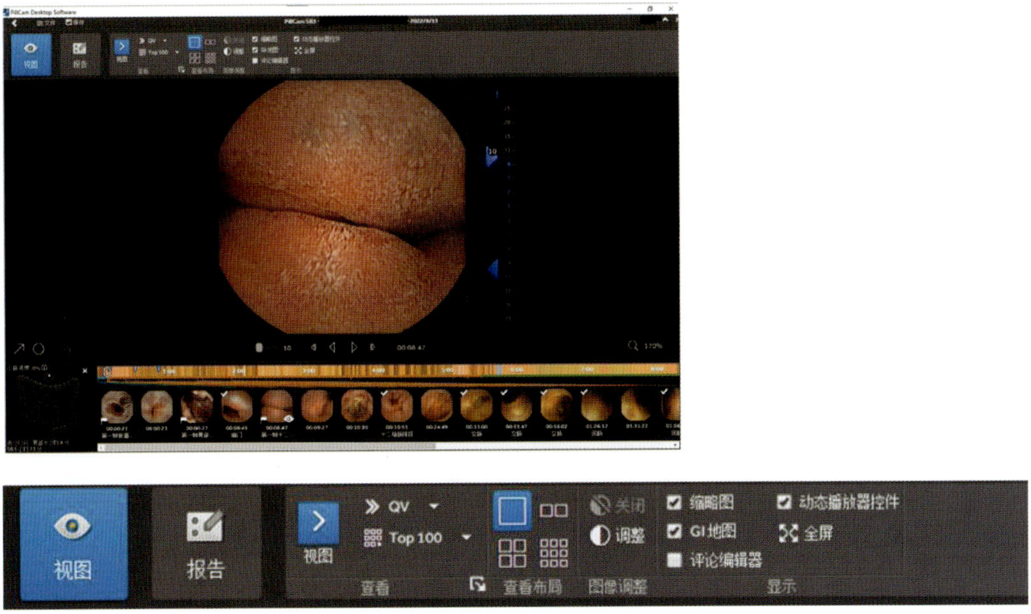

图 4-4　“视图”屏幕

- CQV：补充快速查看模式，指未在 QuickView 模式下显示的其余录像。
- Top100（图 4-5）：提供最可能包括溃疡、出血或息肉的 100 张图像预览。
- 不能代替全部录像的查看。

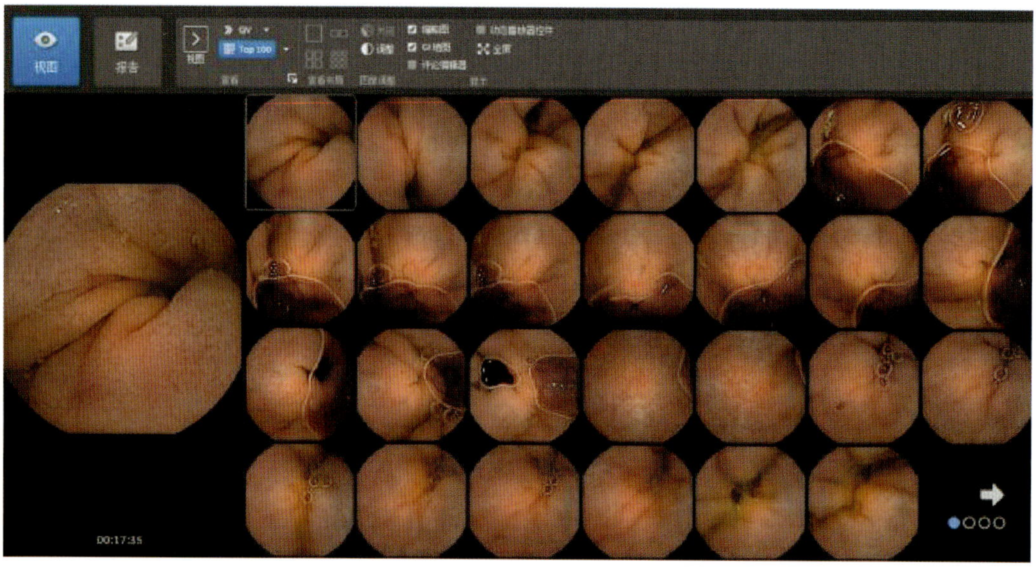

图 4-5　Top100

（2）查看布局：图 4-6。

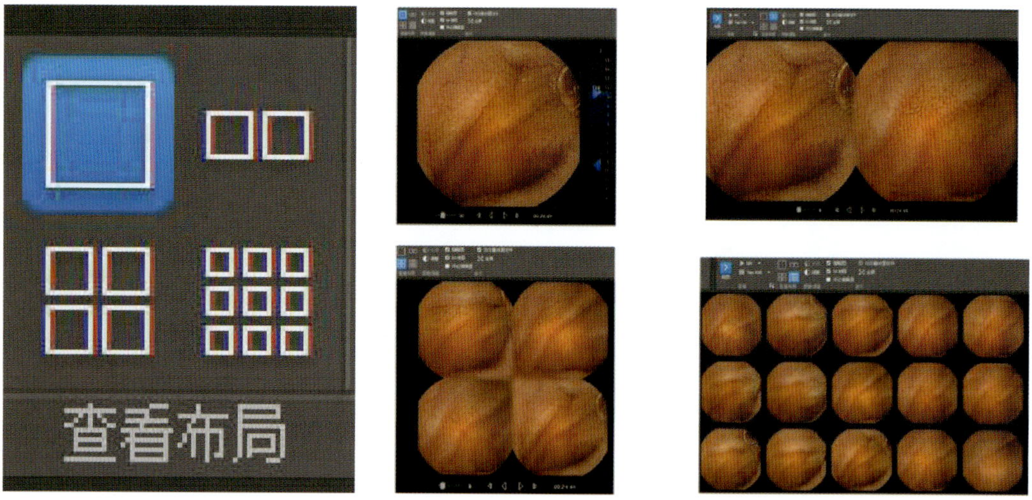

图 4-6　查看布局

（3）查看速度：可以正向，也可以逆向调整播放速度（图 4-7）。目前没有关于阅片时应采取的最佳帧率的循证医学证据，但建议观察近端小肠黏膜时尽量降低阅片速率，因为 CE 对小肠近端病变的漏诊率更高。主要原因包括通过肠管夹角成锐角的节段时胶囊推进更快，以及近端小肠胆汁和气泡的存在可能导致局部视野模糊。

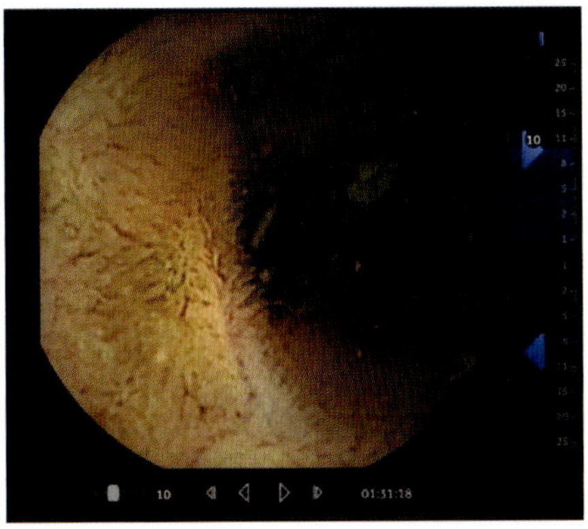

图 4-7　查看速度

（4）使用定位和标志：对图像添加标志会将其标记为胃肠道中的一个解剖标志，如第一帧食管、第一帧胃、第一帧十二指肠、第一帧回盲瓣、第一帧盲肠。这样胶囊在每部分消化道的通过时间可以自行算出。

（5）时间条 / 图像色带：图 4-8。

（6）GI 地图（图 4-9）：GI 地图将以图形的形式展示小肠和结肠，并显示胶囊在小肠、结肠中的进度。白点表示正在查看的目前帧的估计位置。通过时间会出现在图像底部。对于 PillCam SB 录像，查看的小肠的百分比估计值将出现在左上角。

（7）编辑缩略图（图 4-10）：单击缩略图上角的编辑按钮加载。

颜色	胃肠道区域
蓝色	食管
青绿色	胃
橙色	小肠
绿色	结肠（大肠）

- 以对应区域的颜色显示的线条，它们将时间条上的位置与缩略图连接起来。
- 书签会显示最近查看的三张图像。
- 在定义标志之前，图像色带下方的窄带为灰色。

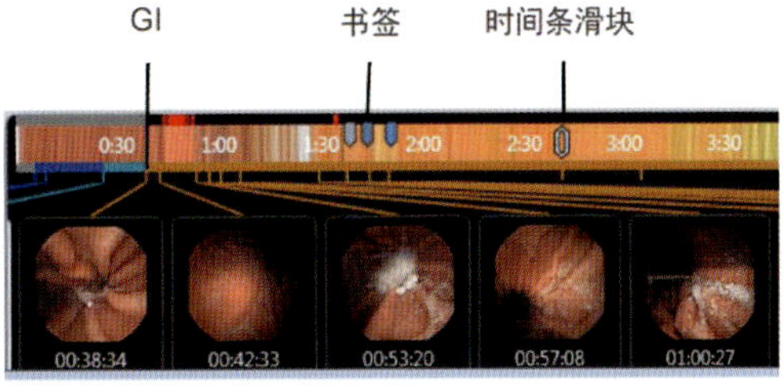

图 4-8　时间条 / 图像色带

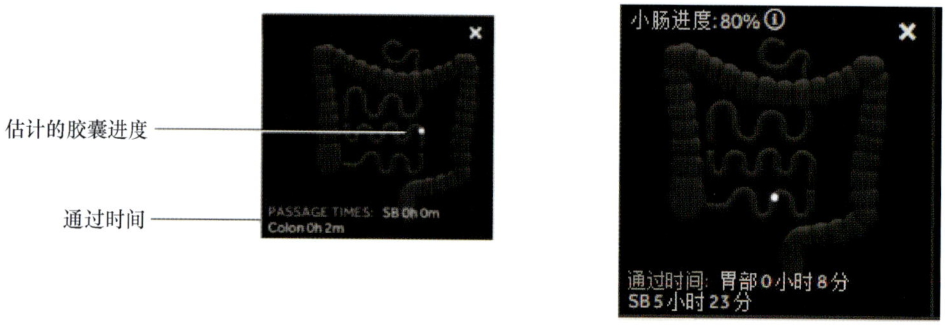

图 4-9　GI 地图

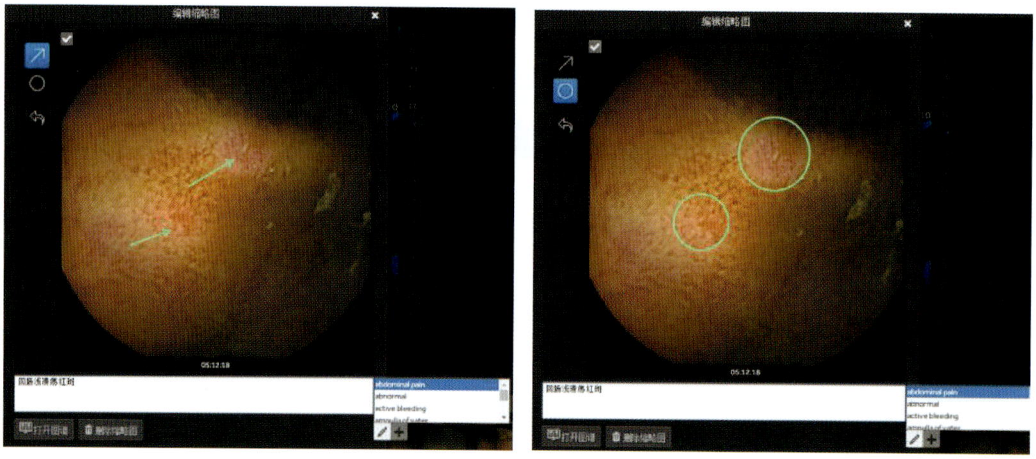

图 4-10　编辑缩略图

3. PillCam Desktop“报告”屏幕（图 4-11）

（1）Lewis 评分（图 4-12，表 4-1）：Lewis 评分是基于小肠的直观视觉图像提供的黏膜损伤程度和范围的近似测量，基于与三种内镜变量（绒毛水肿、溃疡和狭窄）有关的定量和定性描述语形成。通过与其他临床参数相结合，可以为鉴别诊断提供阈值并用于监控治疗进度。

- 自动评分系统可提供疾病活跃性评估的更高标准化。
- 提供其他评估点以帮助确定合适的患者管理。
- Lewis 评分可帮助进行通信和标准化，以在治疗前、治疗中和治疗后评估疾病状态。

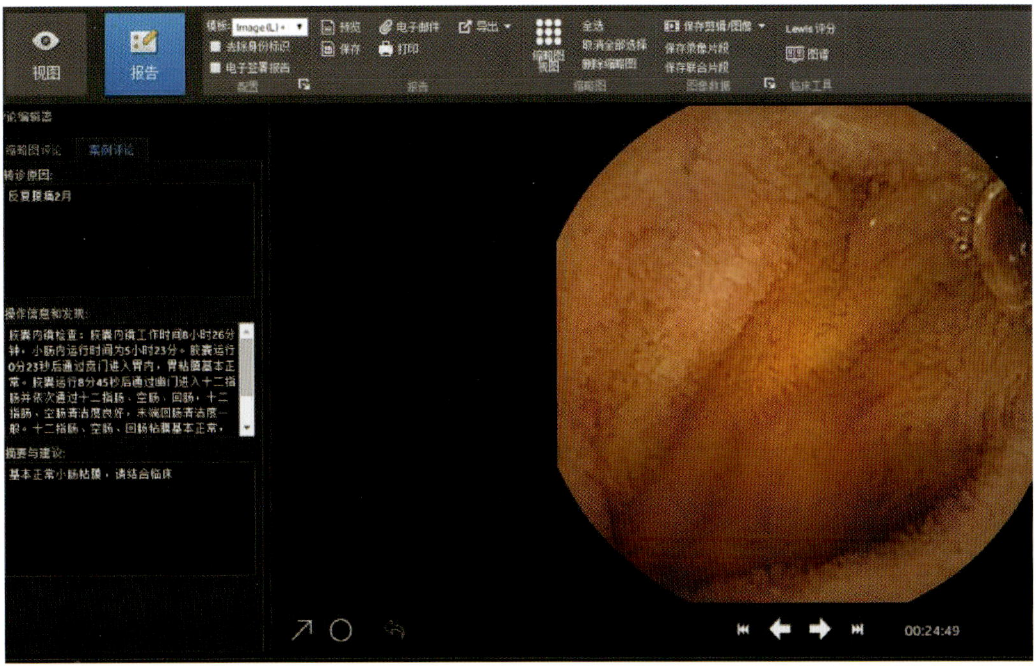

图 4-11　“报告”屏幕

Lewis 评分词汇表：

术语	含义
（茸毛）形态	茸毛宽度等于或大于茸毛高度的水肿。基于与溃疡不同并分离的黏膜（而不是与黏膜破损相邻的部分）评估的茸毛。
环周范围	基于整个病变（包括病变的颈圈部）的病变涉及的整个图像部分。应为三分位中的最大溃疡输入此值。
不多（溃疡）	2-7 个病变。
Lewis 评分	针对小肠黏膜疾病活跃性的胶囊内镜评分指标
长片段	等于目标分位段的 11-50%。
多个（溃疡）	8 个或以上病变。
短片段	小于或等于目标分位段的 10%。
三分位	小肠的三分之一，根据 PillCam 胶囊在小肠中的运行时间计算而得。 • "三分位前段小肠"是近段三分之一小肠。 • "三分位中段小肠"是中段三分之一小肠。 • "三分位后段小肠"是末段三分之一小肠。
整个片段	大于目标分位段的 50%。
溃疡	黏膜破损处，基部为白色或黄色，颈圈部为红色或粉红色。

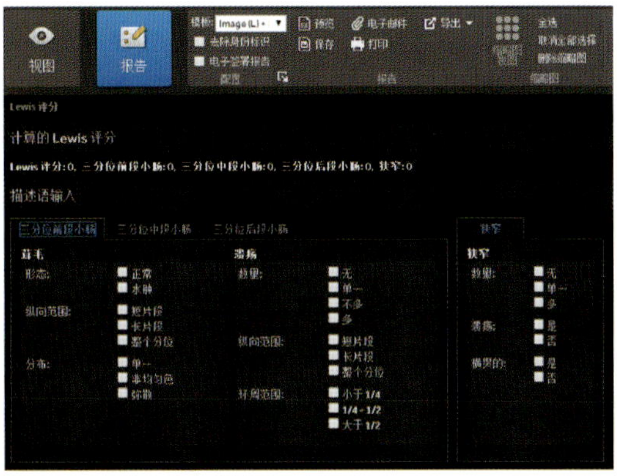

图 4-12　Lewis 评分

- 使用标准化评分监控治疗有效性具有临床价值。

（2）图谱（图 4-13）：可以学习系统收集的典型病例图谱，也可以将患者的图片与标准图谱对比。有以下 4 种方式可以访问图谱。

表 4-1　克罗恩病胶囊内镜 Lewis 评分表

克罗恩病胶囊内镜 Lewis 评分									
姓名			性别		ID			时间	
		数目	得分	病变长度	得分	病变大小分布	得分	分段单项得分	分段得分
上段小肠	绒毛水肿	无＝0 有＝1		短片段＝8 长片段＝12 整个分位＝20		单一（局灶性）＝1 非均匀色（节段性）＝14 弥散（弥漫性）＝17			
	溃疡	无＝0 单一＝3 不多＝5 多＝10		短片段＝5 长片段＝10 整个分位＝15		< 1/4 肠周＝9 1/4 ～ 1/2 肠周＝12 > 1/2 肠周＝18			
中段小肠	绒毛水肿	无＝0 有＝1		短片段＝8 长片段＝12 整个分位＝20		单一（局灶性）＝1 非均匀色（节段性）＝14 弥散（弥漫性）＝17			
	溃疡	无＝0 单发＝1 少数＝2 多发＝3		短片段＝5 长片段＝10 整个分位＝15		< 1/4 肠周＝9 1/4 ～ 1/2 肠周＝12 > 1/2 肠周＝18			
下段小肠	绒毛水肿	无＝0 有＝1		短片段＝8 长片段＝12 整个分位＝20		单一（局灶性）＝1 非均匀色（节段性）＝14 弥散（弥漫性）＝17			
	溃疡	无＝0 单发＝1 少数＝2 多发＝3		短片段＝5 长片段＝10 整个分位＝15		< 1/4 肠周＝9 1/4 ～ 1/2 肠周＝12 > 1/2 肠周＝18			
全小肠	肠腔狭窄	无＝0 单一＝14 多＝20		不合并溃疡＝2 合并溃疡＝24		是横贯的（胶囊能通过狭窄处）＝7 不是横贯的（胶囊不能通过狭窄处）＝10			
最终得分									

备注：1. 病变数目仅为 1 处时归为单一，2 ～ 7 处时归为不多，≥ 8 处时归为多；

2. 病变长度≤ 10% 肠段归为短片段，11% ～ 50% 归为长片段，> 50% 归为整个分位；

3. 根据胶囊内镜进入十二指肠及到盲肠的时间（如果胶囊未到盲肠，则以最后一张照片的时间为准），把小肠平分成三段区域；

4. 最终得分＝（三段中病变数目 × 病变长度 × 病变大小分布得分最大值）＋（全肠段肠腔狭窄的病变数目 × 病变长度 × 病变大小分布的分值）；

5. Lewis 评分< 135 分时诊断为正常或无临床意义的小肠黏膜炎症（非活动期）；135 ～ 790 分时诊断为轻度黏膜炎症；> 790 分时诊断为中–重度黏膜炎症改变。

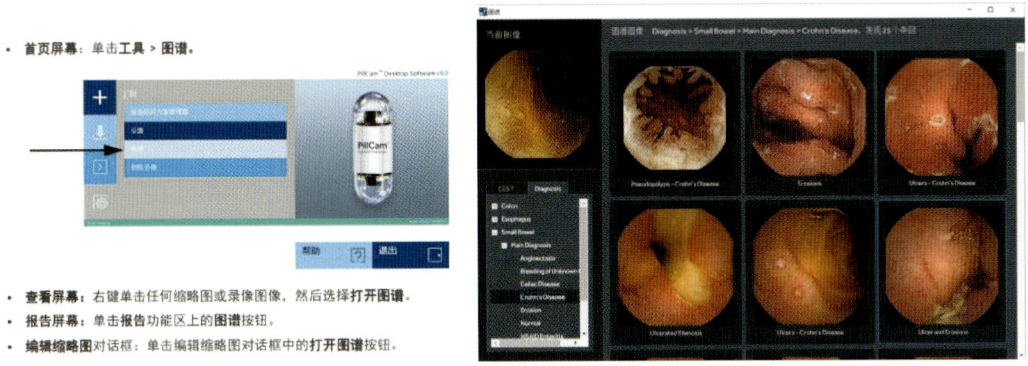

图 4-13 系统附带图谱

（3）创建 PillCam 胶囊内镜报告（图 4-14）：

- 应注明胶囊工作时间以及第 1 次通过食管、胃和小肠的时间，并对相关消化道黏膜内腔、内容物、黏膜外观和已发现的任何病变进行详细描述，具体描述内容与标准内镜相似。

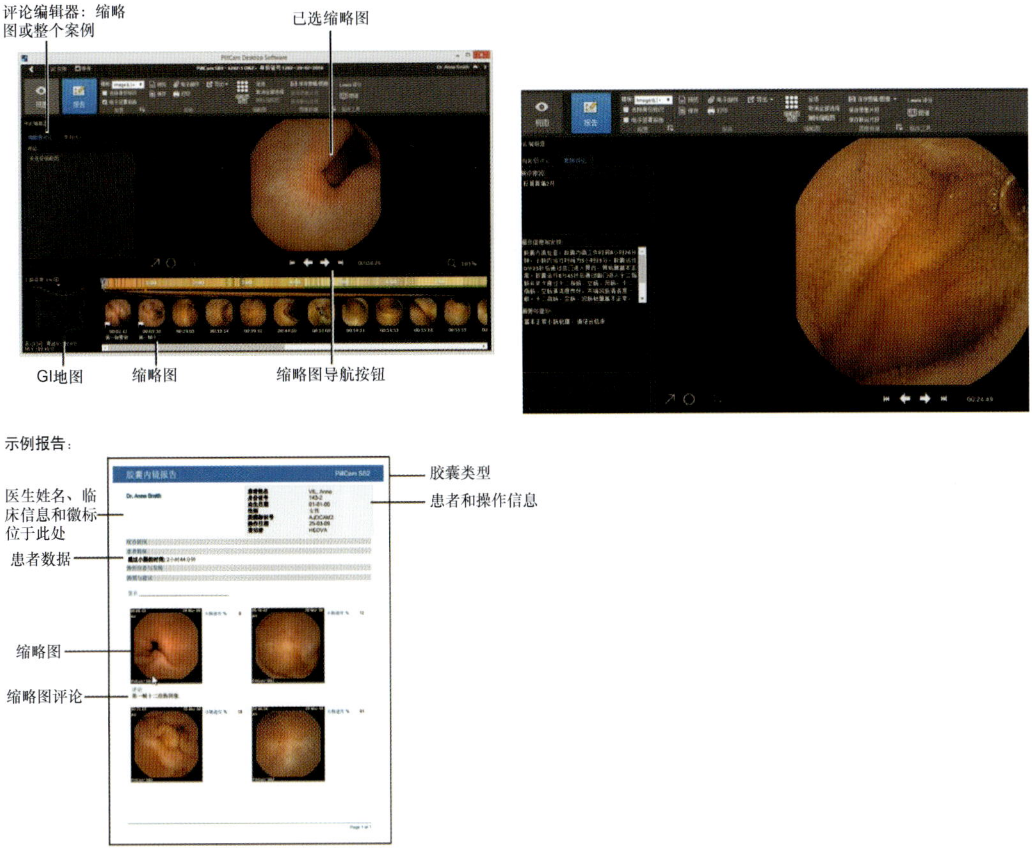

图 4-14 创建胶囊内镜报告

- 如发现病灶，每个病灶可由解剖位置或胶囊运行时间来定位，每种病变类型均作为一个单项进行观察和描述，由于小肠病变的描述有其特殊性，建议参照 CE 术语使用规范。
- 还应该有相关阴性检查结果的描述。

二、阅片过程

1. 阅片之前查看病史

让阅片者根据患者病史考虑所有可能的适应证；让阅片者根据可能的适应证准备识别相关病理。

2. 标记解剖标志（图 4-15）

根据颜色大致分区，在交界处寻找解剖结构并标记（图 4-16）。标记第一帧食管、第一帧胃、第一帧十二指肠、第一帧盲肠。“第一帧十二指肠”与“第一帧盲肠”之间为小肠，为阅片区。

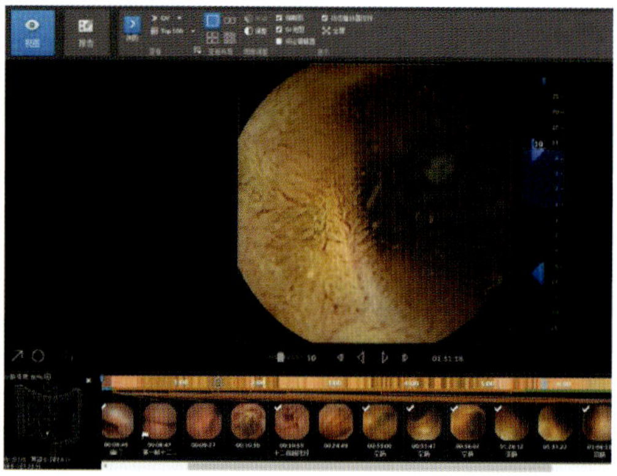

图 4-15　标记解剖标志

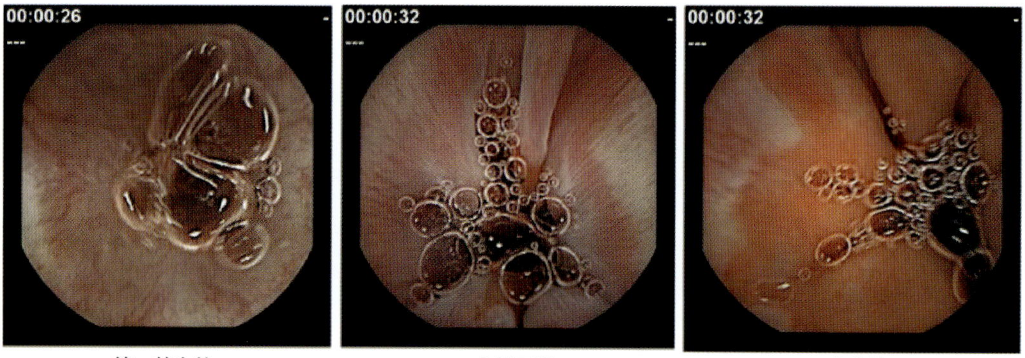

第一帧食管　　食管下段　　齿状线

图 4-16　寻找解剖结构并标记

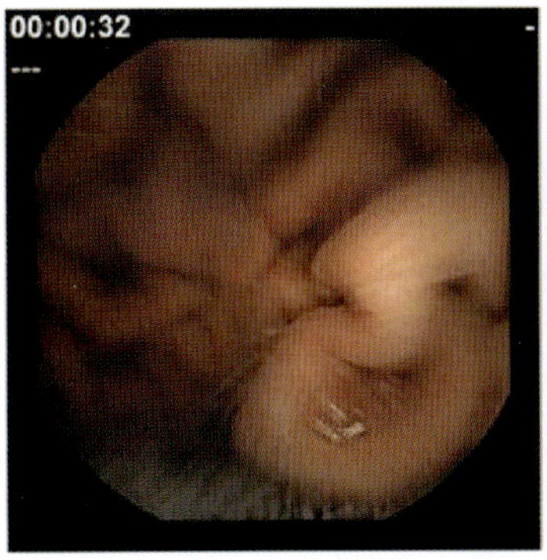

第一帧胃

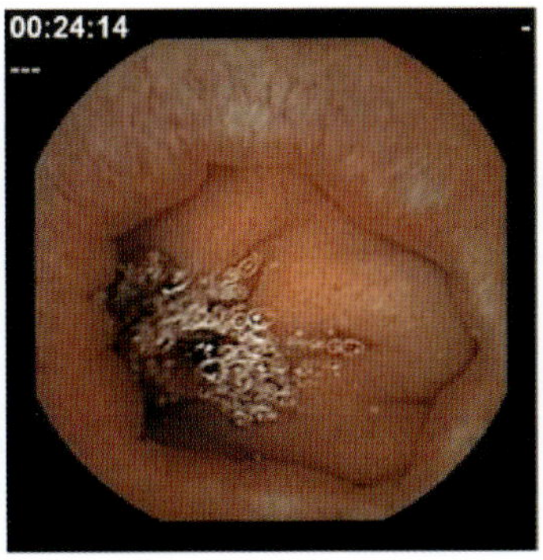

幽门口

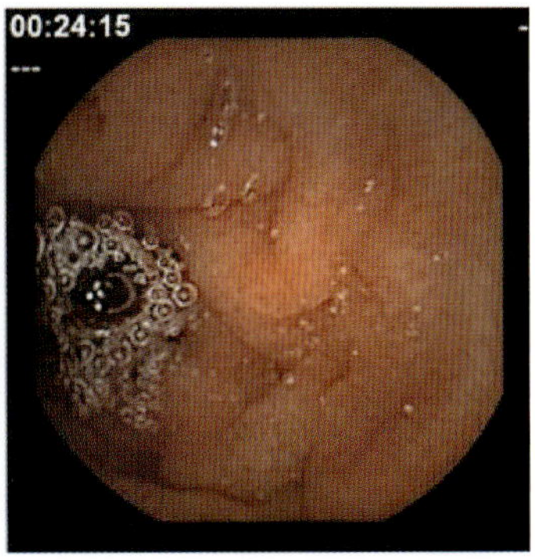

第一帧十二指肠

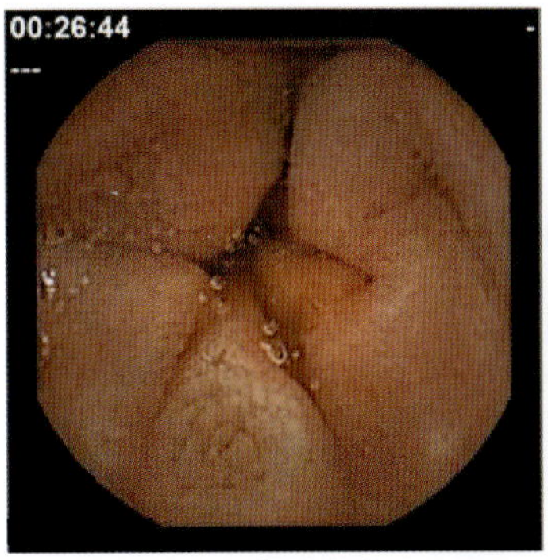

十二指肠乳头

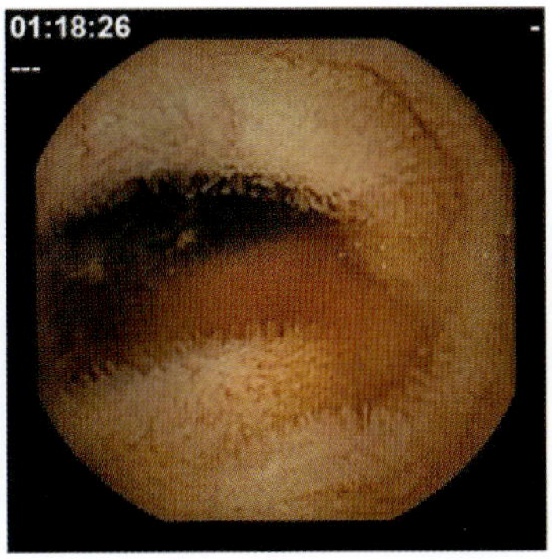

空肠

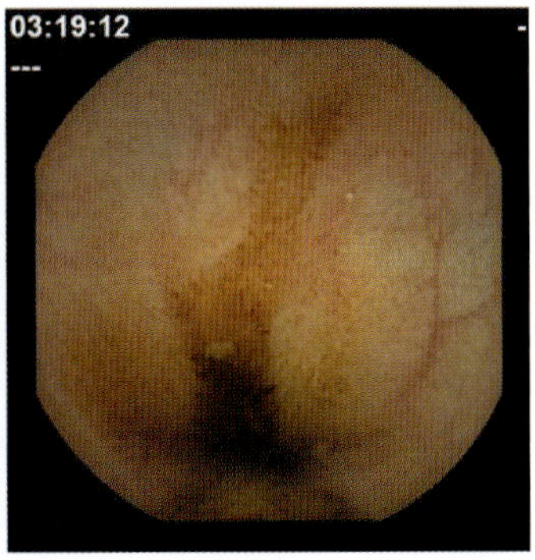

回肠

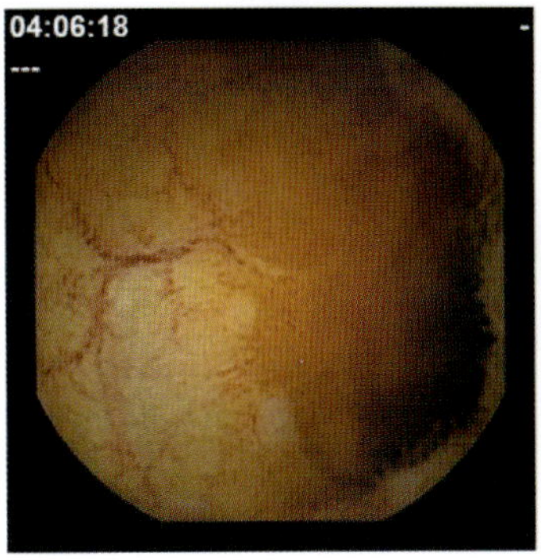

回肠末端淋巴滤泡

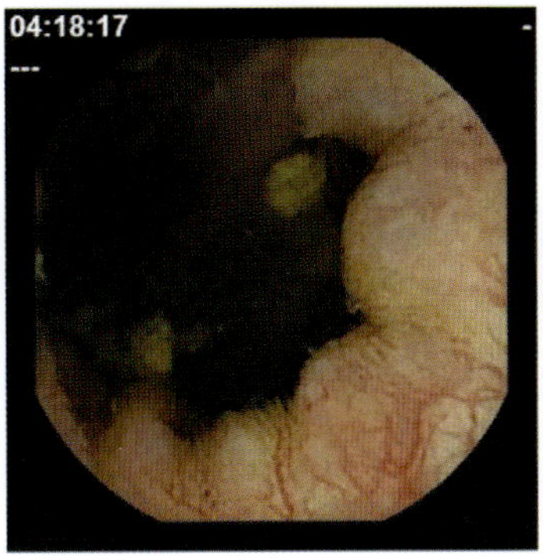

回盲瓣

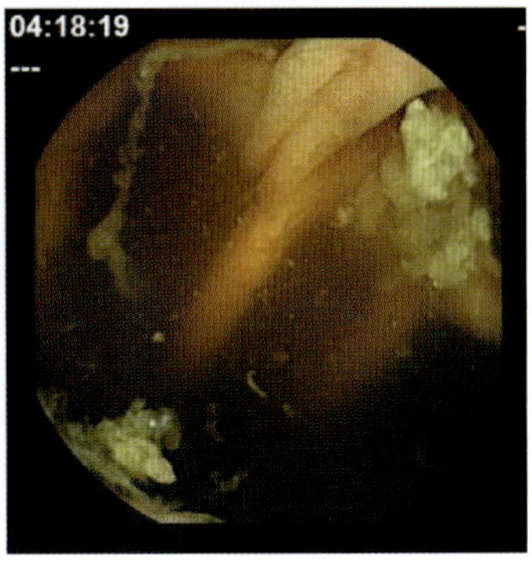

第一帧盲肠

图 4-16（续）

3. 阅片过程

分为快速查看、复审、报告三部分。

（1）阅片步骤 1：快速查看（建议单视图～ 7 ～ 10 fps）。

- 标记解剖结构标志：使用“建议标志”确定方向；获取一般位置（如有需要，随后可更改）。
- 使用 QuickView 或 Top100 进行初步解读，创建感兴趣图像的缩略图。
- 注：QuickView 及 Top 100 功能无法代替医师检测病理，也不应被用来替代审查整个视频。

- 最佳实践：使用 QuickView 或 Top100 预览研究后，询问“初步解读是什么”。

（2）阅片步骤 2：复审（建议分屏视图 15 ～ 25 fps）。

- 使用分屏视图或补充快速视图中的标准查看模式阅读完整视频：集中于小肠图像；集中于预览识别的区域；识别有关键病理并使用备注的缩略图（必要时）；阅读、标记并保持移动。
- 最佳实践：视频复审和阅读完成后，询问：“识别了哪些病理？表明了什么？您的初步解读是否改变？”

（3）阅片步骤 3：报告（使用自定义工具栏完成报告）。

- 识别图像，生成报告；提供必要的缩略图备注；完成报告详情；使用研究功能或报告工具完成报告。
- 最佳实践：在审查部分使用屏幕上的备注编辑器，完成报告注释。

4. 阅片过程总结

（1）快速查看（建议单视图 7 ～ 10 fps）：使用 QuickView 或 Top 100 功能预览视频，进行初步解读。

- 确定第一帧胃、小肠和盲肠图像的适当标志点。
- 创建感兴趣图像的缩略图。
- 可使用 QuickView 或 Top 100 功能审核胃和结肠影像。

（2）复审（建议分屏视图 15 ～ 25 fps）：

- 使用标准视图模式（或补充快速视图）和分屏视图审查和阅读完整视频。
- 集中于小肠图像。

（3）报告：

- 增加所需的缩略图备注。
- 病例图谱对缩略图和参考图像进行并排对比。

（4）设置适当预期：读片者需要一段时间才能熟练、有效且自信地阅读研究（通过 8 ～ 12 次阅片熟悉软件；包括标记标志并完成报告；ASGE 建议在评估胜任资格之前进行 25 次阅片）。

5. 阅片体会

- 有内镜报告基础
- 熟悉病史
- 熟悉软件
- 熟悉胶囊内镜下正常及异常图像特征
- 量的积累：累计 25 次以上的阅片